U0351707

经营健康

李明举　著

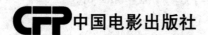中国电影出版社

图书在版编目（CIP）数据

经营健康/李明举著. —北京：中国电影出版社.
2017.7

ISBN 978－7－106－04750－4

Ⅰ. ①经… Ⅱ. ①李… Ⅲ. ①身心健康－基本知识

IN. ①R395.6

中国版本图书馆 CIP 数据核字（2017）第 150775 号

责任编辑：华　跃
封面设计：闽江文化
版式设计：北京正尔图文设计有限公司
责任校对：杜芸曦
责任印制：庞敬峰

经营健康

李明举　著

出版发行：中国电影出版社(北京北三环东路 22 号)邮编 100013
　　　电话:64296664(总编室)　64216278(发行部)
　　　　　64296742(读者服务部)
　　　　　E－mail:cfpygb@126.com

经　　销:新华书店
印　　刷:北京中印联印务有限公司
版　　次:2017 年 8 月第 1 版　2017 年 8 月第 1 次印刷
规　　格:开本/710×1000 毫米　1/16
　　　　印张/15　字数/196 千字

书　　号:ISBN 978－7－106－04750－4/R·0101
定　　价:38.00 元

前　言

在多次往返医院，看着面前堆积如山的药品之后；

在天气较冷的时候，必须把自己包裹得像一个粽子来抵御寒冷之后；

在多次感觉到压力，无法排解，不得不走进心理咨询室之后；

……

我们逐渐意识到一个真理：生命中最重要的不是金钱、地位和名利，而是健康的身体和心理。

健康是什么？长期以来，人们对健康的认识只是停留在表面，认为机体不生病就是真正的健康，而忽略了心理健康。其实，这种认识是片面的。据世界卫生组织公布的一项调查结果显示，到2020年，心理疾病将成为继心脏病之后人类面临的第二大常见疾病。如今，心理问题已经成为普遍的社会问题，严重影响着人们的健康。

健康的真谛是"内""外"统一。身心健康，是一切快乐的源泉，是人们生存的根本，如果没有健康，所有的智慧、力量、才能都无法施展。即使拥有再多的名、利、权，但身心不健康，也不能称之为成功。

健康如此重要，但很多人却往往忽视、轻视甚至漠视了它的存在。我们总是不停地投资，规划自己的人生，却很少有人会投资自己的健康，规划自己的健康。舍本逐末，不懂得规划健康、投资健康的人，最不明智。

健康需要投资、规划，哪怕只是一点点改变，都可能让我们远离"亚健康"。"寿夭休论命，修行本在人"，这不仅是一句响亮的口号，要想把握住自己的健康，就要付出实际行动，在方方面面完善自己的生活环境和日常行为。

饮食健康：这是身体健康的保证，没有健康的饮食就没有强健的体魄，健康的饮食习惯是健康的基本保证。因此，我们要尽量保持食物的营养。

运动：生命在于运动，运动让身体变得更有朝气。不要为偷懒找借口，要养成运动的意识，享受健康。

心理健康：健康与快乐是一对双胞胎，对于健康而言，快乐不是奢侈品，而是必需品。快乐是一种境界，心理健康才是真正的健康。

人际交往：我们都生活在群体中，健康的生活离不开健康的人际关系。良好的人际关系，可以缓解人的压力，促进心理健康；人际关系不好的人，心理也是不完全健康的，甚至还会引发悲剧。

……

总而言之，健康的生活习惯、饮食习惯，健康的心理，良好的人际关系……都是健康生活中不可缺少的因子。要想拥有健康的身心，就要读一读这本"健康箴言"，让我们在阅读中寻找到健康的真谛。

目 录

第二章 心理健康——世上除了心理的不健康,其实并不存在真正的失败

第三章 生活健康——采用健康的生活方式,会让你的生活更美好

第一章

身体健康——身体是事业的根本，健康是人生的基础

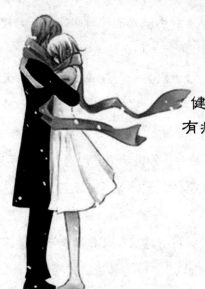

健康的身体乃是灵魂的客厅，
有病的身体则是灵魂的禁闭室。

——培根

1. 按时起床：即使天气冷，也不要长时间窝在被子里

如果问：周末，你一般都几点起床？

相信很多人都会说，8 点、9 点、10 点……甚至有些人还会说 12 点。

12 点？如果让家中长辈知道你到了中午才起床，肯定会唠叨一番，但这却是如今很多年轻人的现状：周末都成了睡觉的时间。由于周六日休息，前一天晚上睡觉的时间可能就会推迟，早上自然就无法按时起床了。尤其是冬天的周末早上，有几个人还会那么早起床？巴不得在床上躺一天呢。

小莫是一家广告公司的文案策划，最近因为公司业务量大增，每天都要加班到很晚。妈妈看在眼里，十分心疼。每天小莫一回家，妈妈就催她赶紧睡觉，说辛苦工作一天，太伤脑子了，一定要多注意休息，养足精神才行。

小莫便乖乖地躺到床上。第二天，她会等闹钟响上三四遍，再迅速起床、刷牙，然后去上班。到周末的时候，小莫便把闹钟关了，睡到自然醒，有时候会睡到中午 11 点。

小莫觉得自己的睡眠时间相当充分，可身体状况却每况愈下，精神状态也不是很好，特别是工作的时候，精力难以集中，身体乏力，感冒频繁。

睡多了，居然会犯困？很多人可能都不理解，早上多睡一会儿反而成了让身体出问题的因子？奇怪吗？NO！

在快节奏的生活中，人们的工作与学习都非常紧张，充足的睡眠不可缺少，这也是解除疲劳、恢复精力所必需的。但是也不能觉得，多睡觉有益身体健康，便一有机会就赖在床上不想起来，使睡眠时间大大超过实际需要，这只能养成一种不良的习惯。

下面，我们就来仔细梳理一下睡懒觉对身体的损害。

1. 导致身体衰弱。活动的时候，人的心跳较快，心肌收缩力非常强，血量会不断增加；休息时心脏也会处于休息状态。长时间睡眠，就会破坏心脏活动及人体休息的规律；心脏经常休息，会导致最后收缩乏力，微微有一点活动就会心跳不已、疲惫不堪、全身无力，所以最后只好躺下，形成一个恶性循环，导致身体衰弱。

2. 对呼吸的"毒害"。卧室里的空气在早晨是最差的，即使虚掩窗户，也有约23％的空气无法保持流通。不洁的空气中有很多细菌、病毒、二氧化碳与尘粒，对呼吸道的抗病能力有影响，因而闭门贪睡的人常常会患感冒、咽炎、咳嗽等。同时，高浓度的二氧化碳又会让人记忆力、听力都下降。

3. 肌张力低下。一夜休息之后，早晨肌肉与骨关节就会变得较为松缓。早晨醒来之后立即起床活动，一方面，能够使肌张力增强；另一方面，血液供应量也会大大增加，使骨组织处于活动的修复状态，能将夜间堆积在肌肉中的一些代谢物排出来，有利于肌纤维增粗、变韧。睡懒觉的人，肌组织错过了活动的良机。这也就是睡懒觉的人起床之后会感到腿软、腰骶不适或肢体无力的重要原因。

4. 影响肠胃道功能。经过一夜的消化，早上会感到腹中空空，饥饿感比较明显，胃肠时刻准备接纳、消化食物。如果赖床不起，胃肠功能的规律就会被打乱，时间一久，胃肠黏膜会受到损害，容易得胃炎、溃疡或消化不良等疾病。同样，睡觉时间超过正常需要，会使体内的能量"入大于出"，以脂肪的形式堆积在皮下，很容易成为"小胖子"。现代医学研究发现，心脏病、

糖尿病、高血压病、肢体畸形等都跟这方面有直接关系。

5. 破坏生物钟效应。人体激素的分泌是有规律的，喜欢赖床的人体内生物钟规律被扰乱，造成白天激素水平不够，夜间激素水平过高。人夜间睡不着，白天就会有心情不悦、烦躁、疲惫、打哈欠等"睡不醒"的表现。

6. 睡懒觉神经系统正常功能。爱睡懒觉的人，睡眠中枢长期处于兴奋状态，时间久了会十分疲劳。而其他中枢由于长期受到抑制，恢复活动的功能也就随之发生变化，如功能变慢，让人感到昏昏沉沉或无精打采。

综上所述，我们要对睡懒觉的习惯说再见，养成早睡早起的好习惯。

2. 温水排毒：睡醒喝杯温水，排毒排废一身轻

说起早上起床后的第一杯水，很多人都不屑一顾，不知道这杯水对身体的重要性。早上匆匆起床，匆匆收拾，匆匆出门，有些人甚至连早点都懒得吃，更别说喝一杯温水了。这种错误的生活习惯，会严重影响身体健康。

赵丽上班两年了，身材越来越胖，她感到十分纳闷：明明没吃多少东西，却时常觉得肚子胀胀的，腰围快赶上孕妇了，一圈一圈像一个"米其林"人，体重也居高不下。不仅仅身材上有变化，她还便秘，每天早晨，她大半时间都浪费在马桶上。

后来，赵丽结识了一个营养师朋友。在朋友的建议下，赵丽慢慢改掉了自己以前不爱喝水的坏习惯，每天都会坚持喝几杯温水。特别是每天早晨，赵丽起床后第一件事就是先喝一杯温开水，清清胃。渐渐地，赵丽摆脱了便秘，人也清爽了，状态也变好了……

水是生命之源，是人体的必需品，也是人体的重要组成部分。人处于睡眠状态时，机体调节并没有停止，呼吸、出汗都会带走身体水分。一晚上的时间人体会流失大约450毫升的水分，早起时会处于生理性缺水状态，因此起床后喝一杯水可以补充流失的水分。

多喝温水不仅可以刺激肠胃，也可以促进肝脏、肾脏等器官的活动。人体的主要排毒器官是肝脏、肾脏，多喝热水可以帮助这些器官排毒，促进人体新陈代谢。

早上起床后，我们的肠胃已经基本上被排空，胃酸偏高，喝些水可以有效冲淡胃酸，减轻胃酸对胃的刺激，同时可以清洁肠道，起到保护肠胃的作用。此外，晨起喝水还能稀释血液，促进血液循环，刺激肠胃蠕动，帮助身体把毒素排出。身体里的毒素变少了，皮肤自然就会呈现出健康状态。

喝水，是大家都懂得的养生方式。根据《中国居民膳食指南》（2016）记载，在温和的气候下，轻体力活动水平的成年男性每天应该摄入3000毫升的水，而女性则需要摄入2700毫升。其中，每天的基本饮水量都应该是男性1700毫升、女性1500毫升（就是广告语里常说的每天要喝7~8杯水）。但是在选择温水排毒的时候，需要注意以下几点：

1. 慢慢吞咽。饮水速度太快对身体十分不利，有时甚至会引起血压降低或脑水肿，导致头痛、恶心、呕吐。

2. 分量合适。一个人每天至少要喝7~8杯水（约2.5升），运动量大或天气炎热时，饮水量要随之增多。清晨起床时是身体补充水分的重要时刻，喝300毫升水为宜。

3. 温度恰当。有的人喜欢早起喝一杯冰水，觉得这样舒爽提神。其实，这样做是不对的，也是不合时宜的。早起胃肠空空，过冷或过烫的水都会刺激肠胃，引起肠胃不适。最好喝与室温相近的白开水，天冷时可以喝些温开水，尽量减少水对肠胃的刺激。

3. 早起小跑：早上出去跑跑步，一天都会有精神

2016 年 12 月，一张王健林的行程表在网络上疯传，其中"凌晨四点起床去健身"成为很多人关注的焦点。其实，不仅王健林，许多成功人士都是凌晨四点左右起床。台塑集团创始人王永庆每日都会凌晨四点左右起床，游泳、做早操、跑步……

早上跑跑步，不仅可以使骨细胞产生自我启动、自我修复、自我增生等反应，还能增进骨骼与器官的血液循环，刺激骨组织加快对人体摄入的钙和其他矿物质的有效吸收与利用，从而预防骨质疏松。最重要的是，通过跑步还可以增进身体的平衡性及敏捷性，减少意外事故的发生，骨折的风险也就会降低。

素有"运动少女"之称的张晶最开始时并不喜欢运动，甚至还有些怕运动。张晶怕跑不快、怕下水，怕铅球扔在脚前砸脚。她有一颗羞怯的心，跟人说话很容易脸红，对一切陌生之物都心怀恐惧。

张晶上大学后，心中有很多目标，却常常感到体力不支，要用比别人多很多的睡眠时间来恢复精神。张晶羡慕那些从小就运动感极强的人，邓亚萍、郎平等人在运动场上充满活力的样子让她激动不已，她对运动员身上似乎永

远用不完的精力表示非常羡慕。

自从张晶开始锻炼，改变虽然缓慢，但是经过一段时间后，她就像脱胎换骨了一样，她身高1.70米，体重从150斤降到了130斤，真真是个高个子的苗条少女。擦着因运动而流下的汗水，她的脸上充满了自信，常常一脸红润，像一朵盛开的鲜花。

冬天，张晶每天清晨都会到操场或马路上慢跑，一边呼吸新鲜空气，一边运动，一整天都会精神好。

人们常说"生命在于运动""一身动则一身强""养生莫善于习动"，这些话都很有道理，反映了一条非常重要的规律——运动则生命不衰。劳动、运动与生命息息相关，如果想要健康长寿，就一定要经常运动。

早上跑步的好处，相信很多人都知道，但不一定认识得全面，这里就简单陈述一下：

1. 跑步带给你强健的心脏。心脏的工作效率取决于心肌的收缩是不是充分有力，而跑步正好能增强心肌力量。心脏的营养物质供给来源，是我们称之为冠状动脉的血管，跑步能增大冠脉血流量，改善心脏营养不足的状况。

2. 跑步带给你活跃的大脑。跑步能使大脑皮层神经细胞活动的均衡性、强度及灵活性得到提高。因为跑步是身体各部分在大脑中枢的作用下共同进行的有规律的活动，可以使神经的兴奋与抑制、传导及反射性等各方面都得到很大改善；同时，还能增加脑的供氧，改善神经系统的功能。

3. 跑步带给你旺盛的肺。跑步可以改善呼吸系统，增加肺活量及胸廓活动强度，保持肺的弹性，增加肺的通气及换气功能，提高血液的氧气含量，使全身各组织都能得到更多的氧气供给，始终保持旺盛的精力，延缓身体老化过程。

4. 跑步维持你良好的消化系统。跑步可以改善消化系统，促进胃肠蠕动，分泌更多消化液，加快食物的消化及吸收。

5. 跑步带给你积极乐观的心态。跑步可以让人保持积极乐观的心态，还会释放出被称为"跑步吗啡"的化学物质——内啡肽，这种物质能让我们在跑步后产生畅快感，对消除疲劳和压力、激发活力非常有帮助。

……

既然早上跑步有这么多好处，为何我们还要赖在床上？即使是寒冷的冬日时节，也要早上出去遛遛、跑跑，让自己的身体出点汗。

4. 早饭吃好：吃好早餐，精力会更充沛

　　如今，人们工作都很忙，有些人几乎就忘了吃早饭；而有些女孩为了减肥，也会刻意将早饭省去；有些人为了省钱，也会不吃早饭……要知道，这时候你忽视的可不是一顿早饭，而是自己的健康。不要觉得少喝一杯早餐奶、少喝一碗粥没什么，这小小的一件事却会给你的身体带来负面影响。一旦因没吃早饭而影响了身体健康，你还怎么工作，怎么减肥，谈什么省钱？

　　李贝贝是个光鲜亮丽的小白领，每天穿着得体干练的职业装，乘坐地铁，在北京中心区的 CBD 工作。可是，李贝贝最近心情十分糟糕，她也不清楚自己这是怎么了，精神状态非常差，即使是很简单的工作，也感到很吃力。她对自己的工作能力产生了怀疑，甚至觉得自己脑子出了问题。

　　工作中，李贝贝出现了很多以前不会出现的问题，每天都提心吊胆，生怕被主管责骂，或接到人力资源部的辞退信。为什么会出现这样的问题呢？两年前，李贝贝凭着自己的能力，打败了许多竞争对手，顺利争取到这份工作，但是现在，她开始怀疑这一切。

　　朋友建议她去看医生，她听从朋友的建议去了医院，医生了解了她的状况后，告诉她：之所以会出现这些问题，很大一部分原因是她常常不吃早餐。

李贝贝住的地方离工作地点比较远，每天早晨都是早早起来，匆匆出门，根本来不及吃早餐；到了公司就进入忙碌的工作状态，更是不好意思吃早餐，生怕同事对她有意见。于是，慢慢地，在李贝贝的生活中，早餐就变得可有可无。

　　俗话说，一日之计在于晨。不管是从中医还是西医的角度来讲，早餐对我们都特别重要。在国外，早餐是人们一天中最重要的一顿饭。调查发现：习惯不吃早餐的人，死亡率比吃早餐的人高40%。不吃早餐，大脑需要的营养与能量就跟不上，会影响身体的发育与运作，久而久之就会影响记忆力与智力。

　　如果不吃早餐，上午学习与工作的时候就非常容易产生疲劳感。胃不舒服，对工作与学习都会有不良影响，不能集中注意力，影响效率；最重要的是，不吃早餐还会导致体质变酸，患上一些慢性病。

　　如今，许多人总能找出各种不吃早餐的理由，有人早晨起来顾不上吃早餐就去上班了，有的女性甚至为了减肥而刻意忽略早餐……这样都是不对的。不吃早饭会对人体产生许多危害，影响身体健康，早餐是不可缺少的。

　　1. 罹患胃炎、胃溃疡。不吃早饭对消化系统的危害非常大。长此以往，细胞分泌黏液的正常功能也会遭到破坏，很容易引发胃溃疡及十二指肠溃疡等消化系统疾病。

　　2. 形成胆结石。空腹时胆汁比较容易淤积，可能引起结石症状。饮食偏荤偏甜的人，也会因为脂肪及胆固醇的过多摄入，形成胆结石。

　　3. 频繁感冒。英国一些研究人员针对100名实验者进行了调查研究，研究报告表明，经常不吃早饭的人生病的概率比较高。

　　4. 影响智力。在智力水平差不多的情况下，吃早餐的人的表现明显优于不吃或少吃早餐的人。因为不吃早餐的人，大脑会因为营养及能量不足，无法正常发育与运作，会对记忆力及智能产生影响。

　　5. 容易肥胖。不要以为不吃早饭就有助于脂肪的消耗。其实，不吃早饭

会有饥饿感，致使午饭与晚饭吃得更多，反而更容易发胖。

6. 影响寿命。人体的健康长寿主要靠生物钟支配，不吃早餐容易造成生物钟紊乱，机体所需的营养不能得到及时补充，会影响健康长寿。

老人们常说，早餐要吃好，午餐要吃饱，晚餐要吃少。所以，不论什么时候，都一定要吃早饭。唯有保证营养的充足，才能够保证身体的健康。

5. 享受食物：咀嚼食物超过 20 次，食物也可慢慢享

几天前，笔者跟几个朋友聊到了吃饭的问题，想看看大家吃饭都用多长时间。结果，朋友们给出的答案有半小时、20 分钟、10 分钟。有个朋友甚至说，他们老板每次吃饭都只用 5 分钟。5 分钟就能吃一顿饭？太神速了！怎么消化？

都说 30 岁是而立之年，已经过了 30 岁的张先生，还处在创业初期，身上的担子特别重，不仅要照顾年迈的父母，还要养家糊口，公司又正处在下坡时期。在种种压力之下，张先生的生活节奏就一个"快"字。每天起早贪黑已经成为一种常态，即使吃饭，他也是很快，有时妻子甚至怀疑他都没有咀嚼，而是直接囫囵吞下去的。

妻子经常劝他吃饭慢一点，但张先生却并不这么想，他觉得把时间都花费在吃饭上是一件很浪费的事情，所以经常一顿饭不到 5 分钟就吃完了。

从古至今，女人为阴，男人为阳，就连吃饭，男人常常也是速战速决，所以男人往往能成为快餐的代言人。然而，疾病却在不知不觉中靠近他们，比如消化不良、发胖，各种慢性疾病。

吃是维持生命体征的一种手段，咀嚼是帮助我们身体健康的动作。忽视

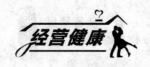

咀嚼，就违背了客观规律。咀嚼所产生的刺激可以使脑进化，假如人们不再咀嚼，从嘴传递到脑的刺激就会明显减少，大脑就会退化。

古语云：细嚼慢咽。专家指出这是非常有道理的，细嚼慢咽对人体非常有好处，具体表现在以下几方面：

1. 有效减少食物对肠胃的伤害。吃饭狼吞虎咽，容易导致体内积食，给肠胃造成一定的负担，减缓肠道蠕动速度。长时间如此，容易因为消化不良而引发各种肠道疾病。慢慢吃，可以让食物更好地被消化吸收，而不至于停留在肠道中堵塞身体。

2. 避免过量饮食，减少肠道负担。吃饭慢可以有效地减少对食物的摄入，避免过量饮食，从根本上避免肠道疾病的出现。人在饥饿的时候才会进食，而这恰好是一个人食欲最旺盛的时候。为了防止因快速进食而摄入过多的食物给肠胃造成负担，慢慢吃饭才是最好的方法。因为大脑神经接收饱腹感信号一般需要 15～20 分钟。

3. 有效控制体重，保持身材。吃饭慢可以避免吃太多，从而达到控制体重的功效。食物摄入量一旦减少，脂肪自然就不容易囤积下来，体重也会随之得到控制。

4. 帮助身体消化，充分吸收。众所周知，食物是通过人体的口腔经过咀嚼之后再流入食道。在咀嚼的过程，食物和唾液能够结合生成一种唾液淀粉酶，这种酶刚好是促进消化的主要原动力。吃得太快或不加咀嚼，很容易造成人体新陈代谢速度减慢，食物中的维生素、氨基酸和矿物质等无法充分吸收，会造成营养的大量流失。

5. 享受饮食的乐趣。吃饭快的人不会在意食物是不是美味，他们认为只要能填饱肚子就可以了。相反，吃饭慢的人往往对食物比较讲究，喜欢精挑细选，会选择一些营养价值比较高的食物摄入，不仅享受了食物的美味与乐趣，又不会失去营养与健康，一举两得。

……

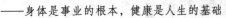

　　综上所述，任何时候，我们都要重视细嚼慢咽。咀嚼得越慢越细，对胃肠的负担越小，又易于使消化液和食物充分混合，加速食物的消化，方便人体对营养物质的吸收。那么，一般需要咀嚼几次呢？据专家研究分析，一口食物在嘴里至少要咀嚼20次左右，才能够体现唾液给我们带来的好处，30次则是最佳。

6. 不忘果蔬：每天吃苹果和蔬菜，对身体益处大

如今，很多职场女性都会从家里带点水果到公司，以供午饭后吃，或者下午补充能量。这种做法是值得肯定的！因为水果和蔬菜，对身体健康非常有利。

最近莫文遇到了麻烦：常常感到疲倦，反应迟钝，记忆力减退，睡眠质量变差，最关键的是，别人每天早上几分钟就能顺利解决的排便任务，她往往要耗上半个小时。平时在办公室里，力气活都由她干，她是办公室里体格最强壮的，单手就能轻松提起桶装水……在外人看来，莫文就是一个女汉子。但是最近她却感到身体疲惫，免疫力低，动不动就感冒生病。

外表女汉子，身体却是柔弱的"林妹妹"，这是亚健康的一种表现。没有疾病，但是身体状态却十分糟糕。归根结底，亚健康人群是被长期的饮食营养结构不平衡拖垮了。

忽视了果蔬，就会造成人体的营养失衡，导致"亚健康"。果蔬是生活中最健康、最实惠的营养品，多吃果蔬可以让人保持年轻状态，远离亚健康状态。那么，究竟是什么失衡了呢？答案是纤维素。

纤维素，果蔬里有，但鱼肉里面没有；五谷里含量丰富，但米饭、面粉却没有；红薯里有，但黏玉米里没有；杂面馍馍里有，汉堡包里没有……对于人们来说，多吃蔬菜的好处有很多：

1. 能使皮肤变得健康年轻。研究发现：水果蔬菜含有的天然色素，可以抑制皮肤黑色素的生成，因此，为了保持皮肤白皙透亮，要多吃水果蔬菜。水果蔬菜对于黑色素的抑制效果远高于化妆品，黑色素会导致雀斑的产生，多吃水果蔬菜还能防止雀斑的出现。

2. 可以有效防止钙的流失。水果蔬菜中的维生素、胡萝卜素、钾与镁等元素可以增强骨头的密度。食用蛋白质与谷物类食物会产生酸性物质，摄入少量的碱性物质时，骨骼中的钙就会释放出来，中和这些酸性物质，造成骨骼缺钙。水果蔬菜有助于中和体内的酸性物质，减少骨骼的钙流失。

3. 能够预防多种疾病。水果与蔬菜摄入量太少容易引发很多疾病，据统计：水果与蔬菜的摄入量过少，会造成约 19% 的胃肠道癌症，约 31% 的缺血性心脏病与约 11% 的中风。

此外，水果与蔬菜摄入量过少被列为全球十大死亡高危因素之一，多吃水果蔬菜对预防肥胖非常有效，而肥胖症与多种心脑血管疾病及癌症有直接的关系。

总之，蔬菜水果是我们日常饮食中不能被忽视的部分，为了保持身体健康，就要及时补充各种果蔬。比如，每人每天最少应食用 2 份水果及 3 份蔬菜；成年人每天需食用 500 克以上的水果蔬菜，高糖水果需把握好量，还要注意水果蔬菜的种类。

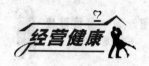
7．站着吃饭：站着吃饭，最科学

吃饭是每个人每天都要做的事情，"人是铁，饭是钢"，但是你吃饭的方法真得对吗？其实，吃饭非常简单，难的是饭怎样吃得健康。吃饭也有许多学问，正确的吃饭方式可以使我们变得健康，那么究竟要如何吃饭才够健康呢？

小顾有个大家庭，妈妈是个典型的家庭妇女，特别擅长做菜。对于小顾来说，吃妈妈做的每顿饭都是一种享受。每次吃饭的时候，小顾都会坐在桌子边，少则半个小时，多则一个小时。

几年下来，小顾的胃口越来越大，身材也逐渐发福。20来岁正是一个女孩最美丽的年纪，肥胖却成了小顾恋爱路上的绊脚石，她喜欢的男生，都因为她不完美的身材，成了她遥不可触的人。

经过几次打击之后，小顾决心要减肥。面对诱人的饭菜，怎么让自己的胃口变得小一点？在朋友的建议下，小顾尝试站着吃饭，并且开始细嚼慢咽。慢慢地，小顾发现自己的胃口没有之前那么大了。看到一些效果后，小顾要瘦下去的信心更坚定了……

中国人都非常重视团圆，我们经常能够见到一大家子人围着桌子吃饭，一坐就是一两个小时。然而，调查发现，坐着吃饭不是最健康的方式。医学家对用餐姿势进行研究之后发现，站立着吃饭才是最科学的，坐位次之。但是因为坐着比较舒适，大多数人都会选择坐着吃饭。

对于胃动力不足的人或胃食管反流病人来讲，站立才是最科学的用餐姿势。这是因为，站立着吃饭，对吞咽与消化都有帮助，还能够降低腹压，减轻胃灼热、反酸症状。除此之外，站着进食也更容易产生饱腹感，不容易吃撑，对于想要保持身材的人来讲，是一种非常好地控制食量的方法。

然而，许多人的观念都是坐着吃饭才是最健康的，站着吃饭容易胃下垂。其实这是谣传。胃下垂，是支撑悬吊胃部的肌肉韧带松弛无力或腹内的压力降低，导致站立的时候，胃的位置偏低，多见于无力型体形者，如身体瘦弱、皮下脂肪层薄或第十肋游离等。胃下垂的病因并不是站着吃饭，站着吃饭与胃下垂没有直接关系。

事实上，有医学家专门对世界各地不同民族的用餐姿势进行了研究，结果表明：站着吃饭，最健康。

8. 少吃多餐：每顿少吃点，每天多几顿

少吃多餐，是关于饮食的新观点。与其一顿饭吃得肚子滚圆，倒不如多吃一顿、每顿少吃点。吃得太多，只能加重胃的负担。

一般女性 40 岁左右皮肤就开始变黑，没有年轻时候好了，嗓门也会变粗，腰围也会增加，小肚子会突出。然而，宋美龄在 60 多岁时，身材依旧很好，体重始终保持在 50 公斤左右。她的肌肤白皙干净，柔软润泽，光彩照人。

80 多岁时，宋美龄的身材依旧匀称，面容姣好，皮肤白皙细嫩，有皱纹，但没有一丁点雀斑，别的女人会得的妇科病，在她那里都没有。她一直活到 106 岁，这和她独特的养生之道是密不可分的。

宋美龄非常注重饮食的质量，少食多餐。尽管她比较喜欢吃一些口感较硬的食物，但总体上不会影响其消化，每餐两荤、两素，每天会吃 5 次餐，每次进餐只吃五六分饱，就是再喜欢吃的食物，也绝不会多食。

少食多餐才是真正健康的生活方式。细数起来，少食多餐有以下几种好处：每隔几个小时进食，可以持续保持饱腹感，从而减少吃一些垃圾食品或暴饮暴食；工作中多少会有一些压力，适时地吃一些东西，能够振奋精神，缓解工作上的压力；可以减轻大量进食时肠胃的压力，给身体足够多的时间去消化吸收，抑制脂肪及多余的物质在体内囤积；帮助身体排出废物质，不仅能够减肥瘦身，还可以排毒养颜。

少食多餐既然有这么多的好处，那么我们在生活中要如何少食多餐呢？

第一餐。早起后喝一杯温开水，能够帮助身体补充夜晚流失的水分，又能帮助身体清除肠胃毒素。早餐是一天能量的来源。鸡蛋、牛奶、粗粮粥、全麦面包、适量的水果，都是很好的早餐食谱。让自己的早餐尽量丰富一些，才能从一大早就保持神采奕奕。

第二餐。10 点到 11 点期间，早餐一般就消耗得差不多了，这时可以补充一些，避免中午因太饿而暴饮暴食。此外，过度饥饿会导致肠胃长时间空置，对胃黏膜是一种损伤。因此，可以吃一些坚果，或苹果等水果，增强饱腹感。

第三餐。12 点到 13 点之间是午餐的最佳时间。经过一个上午的持续工作，身体处于疲累状态，一定要补充足够的能量。鱼类及脂肪量少的瘦肉是午餐的最佳选择，还可以多吃些蔬菜、豆类制品。主食必不可少。

第四餐。办公室一族可以来个下午茶，这是午餐到晚餐之间的过渡。下午茶最好选择清淡一些的食物，缓解疲劳，也可以喝些酸奶。13 点到 15 点期间最好不要吃东西，因为这段时间小肠处于消化运动中，吃东西会干扰小肠的内分泌，影响胃肠消化。因此，下午茶时间最好安排在 15 点之后。

第五餐。晚餐要吃少，简单就好。下班后需要的能量不会很多，多余的热量消耗不掉就会变成脂肪堆积，造成发胖。粥或清淡的饭菜都是很好的选择。不要吃十分饱，不饿就好。晚餐在 19 点以前，可以少吃一些淀粉类食物，但是一定要控制热量。

第六餐。第六餐实际上可有可无，假如晚上肚子饿了，也不要强忍，冲泡些牛奶麦片，可以安神，又能增加饱足感。

办公室生活尽管非常忙碌，但是少吃多餐也并不是不能实现。可以在办

公室的抽屉里，准备一些干果、水果或麦片，午饭结束后顺道去便利店或超市捎上一瓶酸奶。在每个思路不清晰的瞬间，可以休息一下，并利用这段时间给自己补充些能量。

9．按时吃饭：三餐都要按时，不偷懒

如今人们都很忙，忙得几乎都忘了吃饭。很多时候，当我们坐在餐桌前，可能已经是晚饭时候了，早饭和午饭则已经因工作而被忘记。饭，是身体健康有力的基础。本来一天至少吃三顿饭，你却只吃了一顿，缺少的两顿怎么补？

韩云是一个职场女强人，与丈夫离婚之后，她获得了孩子的抚养权。为了给女儿营造一个优越的生活环境，她硬生生把自己塑造成了一个女汉子。

在生活中，她是一个温柔的好妈妈，每天早早起来为女儿准备精致的早餐；在女儿起床的时间，她常常是一边收拾家务，一边准备上班需要用的资料；在工作中，她是一个地地道道的女强人，为了高质量地完成工作，她有时候连午饭都顾不上吃。所以，每天晚上韩云吃得就比较多，为了犒劳自己和女儿，她经常会准备一桌丰盛的晚餐。

最近，公司组织体检，韩云拿到检查结果时愣住了，她的血糖指数非常高，糖尿病。

为什么韩云的血糖会这么高呢？因为韩云总是不按时按点吃饭。按时吃饭对身体比较好，反之就会影响身体健康。从小家长都这样教育我们，但长大后的我们总是身不由己，或因为一些理由，不按时吃饭。不按时吃饭危害

非常大，比如：

1. 可能导致糖尿病。《代谢》医学杂志上有一项研究表明，白天不能按时吃饭，而晚上大吃一顿，会导致人体代谢紊乱，升高空腹血糖水平，延缓胰岛素反应时间……一句话，一直都不按时吃饭，有可能导致糖尿病。

2. 引发胃溃疡及低血糖。就餐不规律，非常容易损害胃的健康，削弱人体的抗病能力。食物在胃内大约会停留4~5个小时，当人们感到饥饿的时候，胃里其实早已经排空了，这时胃液就会对胃黏膜进行"自我消化"，就是"胃自己吃自己"，容易引起胃炎以及消化性溃疡。如果经常饥不进食，还会引发低血糖，甚至引起昏迷或休克。

3. 让大脑变迟钝。不按时吃饭，没有办法提供足够的血糖维持人体的消耗，当血糖供应不足，便会感到倦怠、疲劳、精神不振、反应迟钝、脑力无法集中。唯有定时、定量、按顿进食，才能保证大脑得到充分的营养，使人的理解力、记忆力、思维分析等处于比较理想的状态。

4. 造成动脉硬化及肥胖。研究表明，不按时按点吃饭，会造成胆固醇及脂蛋白沉积于血管内壁，容易导致血管硬化。早餐吃得不健康，也会造成晚餐吃得过多，而晚上人体活动较少，新陈代谢速度逐渐减慢，脂肪便会积蓄在人体，长此以往，就会导致肥胖。

由此可见，不按时吃饭的负面影响确实很多。因此，为了健康身体，为了提高工作效率，必须按时吃饭，一顿都不能少。

当然，健康的饮食不仅仅是合理地进行饮食搭配，吃饭的时刻也是非常重要的。因为定时定点吃饭有利于身体吸收营养，久而久之会改善我们的身体健康状况。那么，一日三餐在什么时间吃是最合适的呢？这里，我为大家整理了一份吃饭的最佳时间表以供参考：

1. 早餐7：00。早晨，太阳在慢慢升起，身体也在渐渐苏醒。7：00左右，肠胃已经完全苏醒，消化系统逐渐开始运转，这时吃早餐能够高效地消化、吸收食物营养。

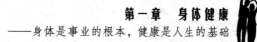

2．午餐 12：30。中午 12：00 后是身体对能量需求最大的时候，肚子有时候会发出"咕咕"的声音，这就是在提醒你要吃午餐。即使午餐时间较短，也要谨记细嚼慢咽，千万不要边工作边吃饭。

3．晚餐 18：30。晚饭最好安排在 18：00～19：00 之间，吃得太晚，食物消化不完就上床睡觉，影响睡眠质量不说，还会增加肠胃的负担，非常容易引起肥胖，诱发各种疾病。

10. 合理搭配：三顿巧搭配，这个才是硬道理

现代都市人三餐饮食不合理的问题太常见了。生活节奏快，工作压力大，令许多现代都市人忽略饮食营养，比如，有的时候多吃一点，有的时候就吃点零食凑合一顿，用"早餐马虎、午餐凑合、晚餐丰盛、夜宵豪放"来描述都市人的饮食情形一点都不夸张。

崔杰是一个银行的大堂经理，是个典型三餐不合理的女孩。早晨为了争取多睡一会儿觉，她常常顾不上吃早餐，有时候就喝一杯豆浆，或一杯牛奶，草草应付；午餐的时候，因为公司附近的物价比较高，没什么经济实惠的饭店，她就在附近简单地吃一点对付了事，有时候就泡一碗方便面；晚上，为了补偿这一天没有吃好的缺憾，崔杰的晚餐往往很丰盛，有时候不是回家大吃一顿，就是与朋友在外面大饱口福。

这种不合理的饮食，对身体是有百害而无一利的，长时间如此，不仅身体会受到伤害，甚至会引发疾病。为了维持生命和健康，必须每天从食物中获取人体所需要的各种营养物质。

所谓合理营养，是指膳食营养在满足机体需要的各方面都合乎要求，也就是说由膳食提供给人体的营养素，数量充足，种类齐全，能够保证机体各种生理活动的需要。

最合理的三餐热能分配是：早餐占 25%，中餐占 40%，晚餐占 35%。想要控制体重，应少吃核桃、花生、芝麻等热量较高的食物。要补充适量的蛋白质，摄入适量的牛奶、肉类、鸡蛋等以增强体力；不能一次性大量摄入过多的高蛋白食物，营养过剩会增加肾脏的负担；饮食要偏清淡温和，可以多吃一些高纤维素、高矿物质食物，增加黄绿色蔬菜和水果的摄取。

同时，还要注意几个合理搭配。比如，主副食的搭配，主食要吃少，副食要吃饱；粗细的搭配，适量吃一些小米、燕麦、高粱等杂粮，保证摄入足够的营养素；荤素食的搭配，荤素食比例一般为 1∶4；干稀搭配，不仅可以增加饱腹感，还可以帮助消化吸收。

合理的营养能够促进机体的正常生理活动，改善机体的健康状况，增强机体的抗病能力，提高免疫力。合理健康的饮食，是指每日膳食中各种食物及营养素种类齐全、比例适当、数量充足、营养均衡。这里，给大家提一些建议：

1. 早餐，保证营养充足。早餐食物需要多种多样、合理搭配，保证营养的充足。假如早餐中包括了谷类及动物性食物（肉类、蛋）、奶及奶制品、蔬菜、水果 4 类食物，那么早餐的营养便非常充足；假如仅仅包括了其中 3 类，早餐的营养较为充足；只包括了其中 2 类或以下则早餐的营养不充足。

2. 午餐，一定要吃好。一天中，午餐起着承上启下的作用。午餐提供的能量应该占据全天所需要的总能量的 30%～40%，以每日能量摄入 9209kJ（200kcal）的人为例子，主食的量应该在 125g 左右，可在米饭、面食（麦片、饼、馒头、面条等）中选择；也可以按照均衡营养的原则从肉、禽、豆类及其制品、蔬菜、水产品中挑选几种合理搭配。

3. 晚餐，要适量。晚餐与次日早餐间隔的时间非常长，所提供能量要满足晚间活动及夜间睡眠所需。晚餐提供的能量占全天所需要总能量的

30%～40%，晚餐谷类食物大约在 125g 左右，可以在米面食品中多选择一些含有膳食纤维的食物，例如糙米或全麦食物，不仅能增加饱腹感，还能促进肠胃蠕动。

11. 饭后休息：午饭后休息半小时，为下午的事情作准备

有些人刚吃完饭便立刻进行活动，甚至是很剧烈的运动，如打篮球、踢足球等。他们认为，不论在什么时候锻炼身体，对健康都没有坏处。至少顾依依就是这么认为的，她一直把"饭后百步走，活到九十九"奉为真理。

顾依依每次吃完饭，就会立即行动起来。她的观点是，饭后就开始暴走，不仅能减肥，对身体还非常好。但是坚持了一段时间后，顾依依发现自己的胃，开始闹意见了。

饭后运动会影响消化道对营养物质的吸收。吃完饭之后的半小时内，胃因为接纳了食物而变得非常沉重，这时参加运动（即便是散步这样轻微的运动）会让胃饱受"动荡"，影响消化功能，长此以往，也许会引发胃病。

而且，饭后剧烈运动不仅容易引起肠胃消化不良，还会给身体带来很多伤害，例如：

1. 血流分配紊乱。饭后是肠胃运动的高峰期，大量的血液参与其中，假如这时进行运动，全身的肌肉运动也需要大量的血液参与，就容易夺取消化器官的血液量，导致血液分配紊乱，不仅影响运动效果，还危害身体健康。

2. 刺激肠胃。饭后胃里装满了食物，如果运动，就会使得连接肠胃的肠

系膜受到牵拉，非常容易导致腹痛，对肠胃造成不同程度的刺激。

3. 导致肠胃疾病发作。饭后立即运动还会增长患其他肠胃疾病的机会，例如阑尾炎等。阑尾炎发作的时候疼痛比较明显，且会慢慢加重，发生这种疼痛的时候应该及时就医。

4. 腹痛。饭后马上运动的最直接影响就是腹痛，原因有三：运动时血液分配转移导致消化道缺血，从而出现胃肠道平滑肌痉挛的现象；运动时全身需氧量成倍地增加，胸腔负压减小，阻碍肝脏血液回流，容易导致肝脏淤血、肝包膜张力增大而引起肝脏疼痛；饭后运动也会导致肠胃疾病的产生等。

其实，饭后半小时，是养生的最佳时间。饭后不要剧烈运动，休息半小时之后再运动，如果吃得过饱，就需要休息更长时间。

饭后半小时是调整身体与精神状态的关键时刻，上班族在有条件的情况下一定要利用这段时间休息一下。美国哈佛大学心理学家提出，中午小憩片刻能够缓解压力、提高记忆力。别小看短短的十几分钟，效果也是立竿见影的。

"假如不能入睡，最好也要让嗓子休息一下，尤其是平时说话比较多的人。"美国密歇根大学健康体系研究中心的诺尔曼·霍吉克颜说，利用中午这段时间伸伸腰或踮踮脚尖，做几个深呼吸，有助于提神醒脑。

午饭之后，人体的血液会集中在消化系统，血流的速度减慢、血液黏稠度增加，心脏、大脑等很多重要的器官血流量相对减少。假如这时马上睡觉，会加重心脑供血不足，出现胸闷、乏力、头晕等不适，严重的甚至会诱发心脑血管疾病。

12. 喝杯清水：每天喝升白开水，给自己补补水

很多人身体之所以缺水，主要原因是没有及时给身体补水。身体中的水分出大于入，自然就会皮肤干涩、嘴巴起皮了。水，是身体的必需元素，一定要及时补给。当然，最好是白开水，而不是饮料和矿泉水。

蒋介石活到了 88 岁，用他自己的话来说，阳明山的车祸让他折了 20 年的寿。当然，这仅仅是一个比方。在 20 世纪 70 年代，可以活到他那个岁数就已经是长寿了。蒋介石非常注重养生，其中很重要的一点就是，他只喝白开水。

英国曾有一篇文章，描述了一位 42 岁母亲的一段经历。这位母亲长期患有头痛和消化不良等毛病，连喝了 30 天白开水，这些毛病居然都好了。不仅如此，她的皮肤也变得越来越健康，便秘情况也得到了改善，腰上的赘肉也变得越来越少……

白开水被公认为是最健康的饮料。许多人都喜欢饮料大过清水，其实这非常不健康。据美国研究报告显示，经常喝白开水的人，饮食的整体情况更加健康。

对于任何一个人来说，白开水都是最好的饮品，大量的研究证明，坚持

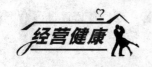

连续喝一个月清水，会让你有意想不到的收获：

1．精神创造力提升。资料显示，假如你在 30 天内只喝白开水，大脑反应就会加速。因为大脑需要氧气才能运转得更快，而水是供氧的最重要因素。研究结果表明，每天喝 8～10 杯水的确可以提升人的认知能力。

2．看起来更年轻。水分可以保持细胞的活性，喝水能够减缓衰老的进程，维持肌肉及骨骼的韧性与强度，让皮肤变得更加健康与柔软，身材变得更加丰满。同样的年纪，爱喝水的人皮肤会更有弹性。

3．心脑血管更健康。水进入一个人的身体 20 秒，就可以到达血液，降低血液黏度，对血压及一系列代谢疾病的症状起到缓解作用。

4．新陈代谢加速。不论饮食怎样，坚持每天摄入一定量的白开水，可以有效提高新陈代谢的速度。研究表明，早上醒来之后饮用大约 500 毫升水，这一天的新陈代谢速度就会提高 24%。假如你连续 30 天只喝白开水，身体就能将毒素及废物最大限度地从重要器官中排出，还能减少腹部脂肪。

……

白开水对人体的重要性显而易见，因此一定不能忽视。当然，还必须要清楚一点：正常情况下，一个健康的人每人最少要喝 7～8 杯水；运动量大或天气炎热时，饮水量要相应增多；清晨起床时是新的一天身体补充水分的重要时刻，喝 300 毫升的水最佳。

13. 少吃晚饭：晚饭少吃口，活到九十九

大多数都市人，白天皆忙于工作，只有下班后才能够大吃一顿，自动忽略了晚餐对人身体的重要性。周亮就是这一类人。

平时，因为工作繁忙，周亮早餐简单吃一口，午饭在公司解决，有时候和同事一起拼一个外卖。晚饭就不一样了。辛苦工作了一天，妻子非常心疼周亮，每天的晚饭都会做得非常丰盛。于是每天晚上，周亮就会放开肚皮猛吃一顿，偶尔还会与同事或朋友出去小酌一下，不懂得节制。

千万不要觉得晚餐随便进食无关紧要，许多疾病的病因之一，就是晚上有不良的饮食习惯。晚餐吃错了，疾病便会悄然而至。

1. 晚餐与肥胖。据统计，90%肥胖的人是因为晚餐吃太好或吃太多，加之晚上活动量比较小，能量消耗比较低，多余的热量在胰岛素的作用下会合成脂肪，经过一段时间的积累，就会变得肥胖。

2. 晚餐与睡眠质量。晚餐的盛食、饱食，都会造成胃、肠、肝、胆、胰等脏器在睡眠时仍不断地工作且传递信息给大脑，使大脑一直处于兴奋状态，造成失眠多梦，长期下来会造成神经衰弱等疾病。

3. 晚餐与各种疾病。晚餐吃得太多，对身体非常不利，有时还会引发各

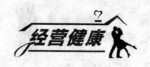

种疾病，例如糖尿病、高血脂、高血压、脂肪肝、直肠癌、尿路结石、动脉硬化等。

如今，人们大都知道早餐的重要性，却忽略了晚餐的重要性。其实，晚餐的重要性不亚于早餐，学习工作了一整天，晚餐需要吃一些食物补充一整天消耗的能量，但要注意好"度"，不可不吃，也不应补充过度，要适量进补。那么，晚餐如何吃才更健康？

总体说来，晚餐要吃得好，但不可太过繁杂、油腻，营养丰富的清淡晚餐就非常好。具体可做到以下几点：

1. 晚餐不要吃得太丰盛。许多家庭的晚餐非常丰盛，鸡鸭鱼肉摆满桌子，这些肉类都是高蛋白、高脂肪的，晚上吸收这些高蛋白、高脂肪，会给身体造成很大的负担，时间久了容易患上高血压或糖尿病等疾病。

2. 晚餐时间不要超过 20 点。晚餐最好在 18 点左右吃，不要超过晚上 8 点，晚饭过后一段时间，可以适当做些运动，比如散步，这样能够帮助人体消化食物。千万不要急着睡觉，吃完饭就睡觉很容易造成脂肪堆积。

3. 晚上不要胡吃海喝。晚上吃一些水果、甜点、油炸食品，会给肠胃造成很大的负担，不利于消化，时间长了很容易引起肥胖。

4. 用脑过度的人晚餐一定要吃好。长时间高强度用脑的人会因为过度用脑而营养失调，因此晚餐一定要吃些营养价值高的东西，如一些动物肝脏、豆制品、奶制品、花生等，这些食物不仅营养价值高，还能增强记忆力。

14. 粗细搭配：食物太过精细也会伤害了身体

如今，人们的生活条件好了，吃的东西越来越细，可是"细"的东西就都好吗？粗粮，难道就不能吃？

张阿姨前段时间体检，发现自己患有脂肪肝，她大感不可思议。因为张阿姨身材清瘦；是一个素食主义者，坚持吃素食十多年，平常不抽烟也不喝酒。她怎么会患上脂肪肝呢？

其实，正是因为这样的饮食习惯，才导致了脂肪肝的产生。蛋白质、脂肪以及碳水化合物是人体不能缺少的三大功能营养素，完全吃素的人无法实现营养的均衡。

张阿姨蛋白质的摄入量太少，基本上就没有优质蛋白质的摄入。可载脂蛋白是脂肪代谢的主要因素，通过蛋白质在肝脏内进行合成。而肝脏是体内脂类物质的主要代谢场所，所以原料的缺乏非常容易导致脂肪的代谢酶与载脂蛋白合成的障碍。换言之，也就是脂肪的"搬运工"减少，"运载量"自然随之下降，"货物"越积累越多，导致脂肪在肝脏内滞留，所以才会形成脂肪肝。

同时，生活习惯才是导致张阿姨脂肪肝的罪魁祸首。因为退休在家，她

的日常活动主要就是打麻将，久坐不动。研究显示，与规律运动的人相比，静坐少动者的安静代谢率低为 500 千卡/天，这相当于一个人每天燃烧 30 克脂肪。

的确如此，如今人们的生活水平上去了，食用精制的米面而缺乏的蛋白质、纤维素、维生素以及矿物质，容易营养不均衡。但这并不意味着"粗茶淡饭"就是最好的选择，饮食也并不是越清淡就越好，这样同样会给身体带来许多负担。

一个人的健康饮食不主张全素，结构合理非常重要，最好要做到"粗细搭配总相宜"。一般成年人每天需要摄入 250～400g，其供应的能量应占全天需要能量的一半以上才是合理的；粗粮的比例最好可以达到 50～100g，做到粗细搭配。

所谓的"粗粮"，是相对于大米、白面等"细粮"来说的，主要包括玉米、高粱、豆类、小米等。粗粮吃起来口感也许不像细粮那样好，但对身体非常有利，是难得的保健食品。

现代人生活节奏普遍加快，人们的饮食结构不是十分合理，每天吃的都是精细的高脂肪、高热量、高蛋白的食品，自然就会导致身体素质的下降。而粗食中含有大量的纤维素、微量元素、优质蛋白等，如果能够做到粗细搭配，适当吃一些粗粮，就可以均衡营养，保证身体健康。

粗粮中的纤维素能够刺激肠道，加速肠胃的蠕动，吸附身体内的胆固醇，可以有效防止便秘、肠炎或肠癌等肠道疾病的发生。除此之外，粗粮中的粗纤维还能降低人体对碳水化合物的消化与吸收，可以很好地控制血糖，还能增加肠胃的饱腹感，降低食量，所以最健康的饮食习惯是粗粮细粮合理搭配。

在食用粗粮时，需要遵循一定的原则，可简要概括为"细、多、少"：

细——胃肠功能较差的人以及消化功能不健全的儿童，最好是"粗粮细吃"，在粗粮的加工过程中最好精细一些。

多——患有便秘、长期坐办公室的人、电脑一族、应酬一族及有"三高"

症状的人，更应该多吃粗粮。

少——胃、肠溃疡患者、慢性胰腺炎患者、急性胃肠炎患者、慢性胃肠炎患者要少吃粗粮，体力劳动者、运动员因为需要尽快补充能量，也要少吃粗粮。

15. 酒是穿肠药：远离酒水，头脑更清明

古人常说"酒是穿肠毒药，色是刮骨钢刀"，尽管适量饮酒对身体有很多好处，但过量的饮酒却会损害人的身体健康。

41 岁的张先生在 2010 年上半年初始养成了饮酒的习惯。最开始是在晚餐时饮啤酒，饮酒量不详；随后饮酒的量以及次数慢慢增多，逐渐饮用散装的白酒，量多在 250ml/日以上，偶尔饮醉后嗜睡或兴奋话多。最近半年，有时会晨起空腹饮酒，明显感觉饮酒上瘾。他不听家人的劝阻，有时几日不饮酒便十分馋酒，家人不给的时候就偷偷喝，停酒之后非常容易发脾气，期间也能够料理生意上的大小事务。

2014 年 9 月 21 日，张先生慢慢出现乱语症状，最严重的一次，竟然没有任何前兆地突然意识不清、口吐白沫、跌倒在地。后来，在医生的确诊下，张先生才了解到自己的身体变坏是因为贪杯了。

对于人体来讲，喝酒可好可坏，关键就看是不是得当。适量地饮用对健康十分有益。如促进血液循环、解除疲劳、振奋精神，饭前喝少量的"开胃酒"可以增进食欲。不仅如此，根据观察，人体在适量饮酒 60 分钟后，胰岛素会增高，消化功能会增强。对于消化能力不太强的老人来讲，稍微喝点酒，还是可以的。

在中国，亲朋好友过年过节欢聚一堂，聚会就一定少不了喝酒助兴。餐桌上适量饮酒能够带来欢愉，调节气氛，但饮酒过量却会给身体带来很多危害。

酒仿佛一把双刃剑。饮用适度，能够帮助你保持健康；饮用过度，就会伤害身体，损胃亡精。长期嗜酒的人，慢性酒精中毒的概率会高很多，严重的甚至会导致营养缺乏症，诱发食管炎、胰腺炎、脂肪肝及慢性酒精性肝炎、肝硬化、肝癌等疾病，对心、肺等功能都有十分严重的影响。

据世界卫生组织统计，大约有 5% 的恶性肿瘤和饮酒是有关的。另据统计，1986 年我国因为酒精中毒死亡的人数是 9832 人；1987 年因为酗酒而死于心血管病的病人高达 57 万人左右。有统计表明，嗜酒酗酒的人的平均寿命比不喝酒的要短 10 ~ 15 年，更让人感到震惊的是，目前全国大约有 7480 万低能儿，其中 50% 以上都是其父亲酗酒。

总之，酒可以喝，但也要把握好度，要量力而行。

16. 不盲目减肥：胖瘦是天生，健康最重要

减肥，是女孩们最喜欢讨论的话题。尤其到了夏天，穿裙子的时节，女孩们更会热衷于减肥。似乎自己不减肥，就不是女孩了。有些男孩也会加入减肥的行列。可是，怎么减肥？少吃？运动？还是做手术……

任何一种减肥方法都有自己的特点，适合不同的人群，但不管你使用哪种方法减肥，都不要盲目。减肥之前，一定要对自己的身体有个大致的了解。否则，若为了减肥而盲目行事，不仅达不到减肥的目的，还会危害身体健康。

古小姐身高163厘米，体重52公斤，堪称标准身材。然而，受时尚媒体"以瘦为美""好女不过百"的影响，她一直觉得自己过胖。为了减肥，古小姐拒吃一切油腻的、令人发胖的东西：面包、乳酪、蛋、全脂牛奶，甚至是肉类。这些食物均被古小姐避而远之，绝对不沾唇舌。

古小姐的三餐完全以豆腐、糙米以及水煮蔬菜为主。到后来，她完全没有办法接受其他的食物，甚至只要闻到其他食物的气味，就会忍不住觉得恶心想吐。她说："我再也没有办法到饭店吃饭了，因为我害怕餐厅使用过多的食用油或调料，那会使我发胖。"

古小姐自认为一直坚持的节食计划是科学合理并且非常安全的，殊不知

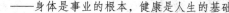

这么做，却让她慢慢地走上了神经性偏食症这条不归路。

现实生活中，有很多人偏执地追求形体美，本来这些人一点都不胖，完全属于正常范围，并不超重，却非要"减肥"。要知道，体重适度的人强求减肥降重，可能会影响身体健康，甚至危及生命。

同时，长期盲目节食，得厌食症的概率也会大很多。有些人总觉得自己太胖了，甚至有时一连几天或几周都不好好进食，这会导致营养中断，体内代谢出现障碍，皮质醇分泌过多，引起脑水肿或脑萎缩，最终可能导致心力衰竭而造成死亡。

爱美的女士，一定要树立正确的减肥观。减肥不单是为了苗条，更是为了远离疾病的侵扰。因此，要有必胜的信念及坚持到底的毅力。

1. 合理控制饮食。节食并不是让自己总饿着肚子，而是在吃饭时要选择食物的品种，多吃热量低以及富含纤维的食物，如各种蔬菜及粗粮。饭量要适可而止，不可以吃得太饱，尤其是晚餐不能吃太多，七八分饱就行；不吃肥肉或过于油腻的副食，还要注意控制甜食与甜饮料；平时要少吃或不吃零食。

2. 生活富有规律。生活不规律也会给身体造成一定的负担。正常起居饮食，该吃饭的时候就吃饭，该起床的时候就起床，该运动的时候就运动。

3. 每天坚持运动。平时要坚持体育运动，多行走，少坐车；多爬楼梯，少坐电梯。每天要空出一个固定的时间坚持运动，尤其是晚餐过后不要坐下工作或看电视，要在睡觉之前消耗掉身体里过剩的能量。

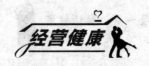

17. 垃圾食品：远离垃圾食品，更健康

垃圾食品会给人体健康造成非常大的危害，但它的诱惑也让许多人难以抗拒。翻开家里的冰箱，或者打开自己的办公桌抽屉，总会发现垃圾食品的踪迹，方便面、薯条……都静静地躺在那里。尤其是到了夏天，垃圾食品就更多了，如街头烧烤。却不知在享受"美味"的同时，也将疾病吃进了肚子。

30岁的王女士经常加班到半夜，下班之后也懒得回家做饭，就在街头小摊上随便吃一些麻辣烫或烧烤，长时间下来，张女士患了舌癌。

无独有偶。

南京一所高校的女大学生佳佳，小小年纪也患上了舌癌，医生为她实施了手术，将她一半的舌头切掉了，用她左手手腕处的皮肤帮她重新做了一个"新舌头"。专家说，佳佳患癌的主要原因是经常把烧烤、油炸食品当饭吃。

现在，汽水、果汁等饮料取代了白开水，占据了人们的"喝"，汉堡、薯条作为时尚快餐被年轻人所喜爱。人们在饮食上不断精益求精的同时，"垃圾"食品也正逐渐占据餐桌。

垃圾食品的口感非常好，能对人的味觉产生一定的刺激。相比之下，健康食品尽管有营养，却很少有好吃的。

人体所需要的各种营养是定量的，假如摄入的营养超过了人体正常的生理需求，就会给身体造成一定的负担，使得营养堆积。

　　其实，人的许多毛病都是因为"吃"，所以一定要多吃蔬菜水果和五谷杂粮，养成清淡饮食的好习惯。世界卫生组织公布了十大"垃圾食品"：

　　1. 油炸食品。油炸食品的热量非常高，含有较高的油脂与氧化物质，经常进食，容易导致肥胖而引发高脂血症和冠心病。并且，油炸食品在油炸的过程中，会产生大量致癌物质。

　　2. 罐头类食品。无论是水果类罐头，还是肉类罐头，营养素都遭到了大量破坏，各类维生素几乎被破坏殆尽。除此之外，罐头制品中的蛋白质经常会出现变性，使其消化吸收率大为降低，营养价值大幅度"缩水"。还有，许多水果类罐头含有大量的糖分，并以液体为载体被摄入人体，糖分的吸收率大为增高，在进食后短时间内导致血糖大幅攀升，加重胰腺的负荷。与此同时，因为能量比较高，也会导致肥胖。

　　3. 腌制食品。腌制的过程，要放入大量的盐，会导致钠盐含量超标。进食腌制食品会摄入大量的钠盐，会对肾脏造成负担，患上高血压的风险也随之增高。食品在腌制的过程中产生大量的致癌物质亚硝胺，会提高鼻咽癌等恶性肿瘤的发病风险。此外，高浓度的盐分也会损害胃肠道黏膜，常进食腌制食品的人，胃肠炎症及溃疡的发病率较高。

　　4. 加工的肉类食品。这类食物中含有一定量的亚硝酸盐，因此有导致癌症的潜在风险。其中添加的防腐剂、增色剂及保色剂等，都会对人体肝脏造成一定的负担。

　　5. 肥肉与动物内脏类食物。尽管含有一定量的优质蛋白、维生素及矿物质，但肥肉与动物内脏类食物都含有大量的饱和脂肪与胆固醇，容易导致心脏病。研究也发现，长期大量地进食动物内脏类食物会大幅度提高患心血管疾病及恶性肿瘤的风险。

　　6. 奶油制品。经常吃奶油类制品体重会明显增加，甚至会出现血糖及血

脂升高的情况。高脂肪与高糖成分经常影响胃肠排空，导致胃食管反流。空腹进食奶油制品，会出现反酸、胃灼热等症状。

7. 方便面。为了省事省时，方便面是生活中最常见的食物。但方便面属于高盐、高脂、低维生素、低矿物质食物，且含有大量的防腐剂与香精，对肝脏等有潜在的不利影响。

8. 烧烤类食品。烧烤类食品含有强致癌物质三苯四丙吡，更应该少吃。

9. 冷冻甜点。这类食品有三大问题：第一，含奶油，奶油非常容易导致肥胖；第二，高糖，会降低食欲；第三，温度低，刺激胃肠道。

10. 果脯、话梅和蜜饯类食物。这些食物含有亚硝酸盐，会结合胺在人体内形成潜在的致癌物质亚硝酸胺；含有较高盐分，可能导致血压升高，加重肾脏负担；含有香精等添加剂，会损害肝脏等脏器。

上面的这些食品类，你有没有吃过？多半都至少吃过一两种吧。既然肚子饿了，为何不吃饭？虽然上面所列的这些食品类可能味道要好一些，但都不能成为大量摄入的理由。

垃圾食品对人体的伤害是潜移默化的，即使当时不出问题，在不久的将来，一旦身体的毒素积累到一定程度，就会对身体造成伤害。因此，千万不要心存侥幸，更不能觉得"吃点也没什么"。

18. 办公室运动：抓住工作间隙，大家一起做跑步

相信人们都知道运动的好处，但依然有很多人无法做到多运动，为何？因为他们觉得没时间。早上急匆匆上班，中午急匆匆吃饭，下午忙着工作，下班后急着回家……哪里还有时间运动？其实，不是不能做，而是你想不想。只要你想运动，有的是时间。比如，办公室休息的时间、午饭后10分钟，抻抻胳膊、扭扭腰，也是见缝插针运动的好方法。与其坐着打电脑游戏，倒不如离开办公桌去活动活动。

北北是一位职场新人，因为工作的原因，她一天几乎都不离开电脑。有时一忙起来，甚至三四个小时顾不上喝一口水、上一次厕所。

在人才济济的公司中，北北业绩并不算突出，她时刻处于一种危机感中：怕自己哪里做不好，被公司开除。因此，她唯有工作、工作、再工作。长时间坐在办公室，盯着电脑，业绩尽管提高了许多，但是带给北北的，除了领导的表扬，还有身体上的痛苦：辐射伤害、视力衰退、头部以及肩膀疼痛、头痛失眠等。

其实，北北不是一个特例，她的经历是许多职场人士的缩影。在这个工作节奏快、竞争激烈的社会中，许多职场人士都是长时间坐在办公室，平时

也是以车代步，上班时间久坐少动；休息时间比较少，回家就想赖在床上，没有精力和时间去锻炼身体；超负荷的脑力劳动，感觉解决完一个问题，前面还有一千个问题，每天都面临着新的挑战，精神压力非常大，头痛失眠、肠胃难受都是经常出现的问题。

在办公室里每天都坐 8 个小时左右，久坐不动很容易让身体处于亚健康状态。可是，每天工作这么累，哪还有时间去运动健身？不要烦恼，其实在办公室也能够做运动。只要稍微动一动身体，就能够摆脱亚健康状态。在此，为大家罗列了一些在办公室就能做到的微运动。

1. 坐在椅子上锻炼腿部。将椅子调到最高，将大腿抬起与地面平行，可以降低对肌肉、肌腱以及骨骼的压力，预防肌肉骨骼疾病；选择靠背椅，在腰部附近放一个卷起的毛巾或靠枕，将手、手腕及前臂保持在一条直线上，让小臂放在办公桌上与肘部成一个直角；抬头挺胸，头部与身体保持直线；肘部靠近身体，弯曲 90~120 度；双肩保持放松，上臂自然下垂；双脚平放于地板上。

2. 延展你的身体。双手背在后面，两手抓紧，头慢慢向后仰，同时双手努力向后，做出飞翔的动作。这个动作能运动你的双肩，解除困乏，还有健身的效果。

3. 利用自己的阻力来锻炼。地球引力无处不在，也能用来健身。自身的重量带来的阻力，可以随时随地锻炼肌肉。例如，把门框当作单杠来做拉伸、工作间多走动等都是非常好的锻炼方式。

4. 活动一下肩部和头部。头部与肩部运动，不仅可以帮助人们消除疲劳，促进头部的血液循环，保持健美的姿态，还是防止颈椎病非常有效的手段。头侧屈、头绕环、头俯仰、肩耸动等连续 5 次为一组，半小时或一个小时做一次。

5. 经常出去走走。研究发现，身体对同一坐姿一般可以承受 20 分钟，之后就会有不适感。建议每隔 15 分钟左右，站立、拉伸或走动一下，至少 30

分钟应改变一次坐姿。

6. 经常远眺和眨眼。对于坐办公室的电脑工作者来讲，护眼也十分必要，因此工作一个小时后要做做护眼运动，或让眼球往不同的方向看，再直视前方，调整自己的呼吸。当然，在有时间、有条件的情况下，最好站在窗前眺望远处，或多注视一下绿色植物。

19. 不要熬夜：晚上十一点之前一定要上床睡觉

人们的生活方式越来越多元化，"朝九晚五"的工作模式已经无法概括现代人的工作状态。夜班医生，24小时便利店的员工，自由职业者……越来越多的人逐渐加入到"熬夜族"的行列中。

李海参加工作后，一心想着努力工作，结果每个月都要大病一场。为什么？老熬夜，经常通宵达旦地工作。最后，李海实在受不了了，便决定摆正心态，内在激情，外在从容。

一天晚上看书时，李海在一本书中看到一句充满智慧的话：手里即使攥着千头万绪、攥着一千个线头，但一个针眼儿也只能穿过一条线。李海明白了，当天晚上便决定12点睡觉，第二天重新来过。

相信，在如今快节奏的生活中，没有熬夜经历的人少之又少。

游戏没通关，接着玩，一玩玩到后半夜；商品没抢上，凌晨再抢，订单完成，才上床；工作没做完，晚上加加班，工作到凌晨一点才停下……似乎，不熬夜就成了异类。

可是，熬夜对人的健康危害非常大。虽然一次两次不明显，但对于不规律晚睡的白领来说，频繁调整生物钟着实危害健康。

1．皮肤受损。一般情况下，晚上 10 点到凌晨两点皮肤会进入晚间保养状态。长时间熬夜，会破坏人体内分泌及神经系统的正常循环，使得皮肤出现干燥、长斑、缺乏光泽、弹性差等问题，而内分泌失调则会使得皮肤出现暗疮、粉刺、黑斑、黄褐斑等问题。

2．抵抗力下降。熬夜使人的正常生理周期被打乱，人体的正常"应答"系统遭到打扰，抵抗力就会变差，会对身体会造成很多损害，会感到疲劳，精神不振，身体抵抗力下降。对于抵抗力较弱的人而言，感冒等呼吸道疾病、胃肠道等消化道疾病都会变得常见。

3．记忆力下降。正常情况下，人的交感神经在夜间处于休息状态，白天处于兴奋状态，这样才能够支持人一天的工作。而熬夜者的交感神经却是夜晚兴奋，熬夜后的第二天白天，交感神经就难以兴奋了，白天就会没精神、头昏脑涨、反应迟钝、健忘及头晕、记忆力减退、注意力不集中等。时间长了，还会出现后天性神经衰弱、失眠等。

4．阴虚火旺。经常熬夜，身体处于超负荷工作的状态，容易出现功能性紊乱，中医上说阴虚火旺，也就是人们常说的上火。

5．视力下降。长时间超负荷用眼，眼睛会出现疼痛、发胀、干涩等问题，甚至还会患上干眼症。眼肌的疲劳还会导致暂时性的视力下降。长期熬夜造成的过度劳累还会诱发中心性的视网膜炎，视力会逐渐模糊，视野中心会有一个黑影，视物会变得扭曲、缩小、变形，视物颜色改变，导致视力逐渐下降。

所以，为了自己的健康着想，一定不要熬夜，尽量要在 10 点之前上床睡觉。当然，假如不得不熬夜，就要合理安排时间，方便自己调整、补救，把熬夜造成的损害降到最小。

20. 保持体重：将体重保持在最高体重范围内

冯女士今年 26 岁，在一家网络公司从事广告设计，每天的工作就是在电脑面前不停地进行电脑绘制。因为工作压力大、运动量小，仅仅 155cm 身高的她，体重有 140 斤重。

爱美的冯女士知道自己变胖了，却因为管不住嘴，让自己制定的减肥计划屡屡被搁置。天天嚷嚷着要减肥，也曾断断续续地节食、吃减肥药，结果节食几天后总是忍不住大吃一通，导致体重飘忽不定，减肥效果非常不理想。

最近，冯女士突然暴瘦了 20 斤。尽管她时常感到头晕、口干，却一直没有把这件事放在心上。没想到，一周之前，她突然呕吐了起来，到医院化验后，发现其血糖竟然高达 28mmol。经过抗体检验后，冯女士被确诊为成人 I 型糖尿病，并且发病有一段时间了。

对于任何人来讲，体重忽高忽低都不是一个好情况，是身体在向你发出警报。不论是暴瘦，或者是骤胖，都是非常不好的现象，都不是健康的表现。

稳定的体重是人健康的一个标志。超重、肥胖以及体重过低都会影响人们的身体健康，尤其是超重、肥胖，已经成为严重影响我国居民生活质量非常重要的因素。超重会增加患心血管疾病、糖尿病、肿瘤和脂肪肝等疾病的风险；肥胖的人非常容易患内分泌紊乱、脂肪肝、骨关节病等疾病；而体重过低会对身体以及智力的发育产生影响。所以，维持健康体重显得非常重要。

健康体重不同于标准体重，不等于正常体重，它是一个范围值，可以通过体重指数（BMI）进行反向推算。18.5~23.9 是健康的 BMI 范围，结合个体身高，能够算出健康体重范围。

一般有这样的简便的判定标准，即：标准体重（kg）=［身高（cm）－100］×0.9。假如你的体重大于标准体重20%以上，就属于肥胖症；当然，假如你的体重小于标准体重20%以上，就是营养不良了。那么，怎样保持健康的体重呢？具体要从以下几方面进行：

1. 养成均衡营养的习惯。民以食为天，如何吃东西呢？要合理地分配一日三餐，食物需要多样化，既要颜色丰富，还要将烹饪的步骤简单化，少油少盐。

2. 及时补充营养。出现了偏食、挑食且营养吸收差等情况，就要及时补充营养。原则就是，缺什么补什么。

3. 选择适合的运动。运动对健康的影响和选择运动的类型、周期性持续时间、运动时间有着非常大的差异。经营健康是一个需要长期坚持的过程，运动必须要养成习惯，所以要选择与自己的兴趣爱好吻合、能够长期坚持的运动。

4. 及时调整不良情绪。调查显示：76% 疾病与不良情绪有关。俗话说"心宽体肥"，但有研究成果显示，心情抑郁也会使人发胖。要想维持长期的健康，不仅仅要身体健康，更要求心理健康。

5. 养成良好的睡眠习惯。睡眠对健康的影响很大。要合理安排睡眠，晚上 11 点之前就要进入睡眠状态，每天要保证至少 5 小时睡眠时间，养成良好的睡眠习惯。

21. 感官灵敏：保持味觉、嗅觉和听觉的灵敏性

或许，很多人都遇到过这种状况：

自己坐在电脑旁，同事叫你，你却没听见。直到人家喊了好几声，你才有反应；

本来想将地板拖干净，可是动作太慢，一拖就是一小时；

……

怎么回事？感官不灵敏！

章晓有一个8岁的女儿，为了孩子的学习成绩可以更好一些，她把孩子仅有的周六与周日休息时间全部霸占了，给孩子报了兴趣班、特长班、辅导班等。孩子不仅要度过忙碌的周一到周五，周六日也不能好好休息。

章晓将女儿的业余生活安排得非常充实，从家到学校，从学校到课外辅导班，每天高强度而又枯燥的学习生活，让女儿没有时间去关注身边的大自然，甚至丧失了体会大自然中的微妙变化的能力。

因为与大自然失去联系，孩子内心的压力一直得不到释放，慢慢地就出现一些症状，如注意力不集中、近视、多动行为、肥胖症、具有攻击性、抑郁、烦躁不安、焦虑、强迫性举动等。

对此，医生认为这是"大自然缺失症"，这是因为孩子的感官没有得到很好的训练，长期没有接触大自然，出现了心理、身体与行为上的障碍。

　　一个人的健康，不仅指的是身体健康，还包括心灵健康，身心都健康才是真正的健康。身心健康的人在百度上的解释是：生命构造健全的同时，灵魂也同样拥有完全神志的健康人。而心灵健康的保持，需要通过普通的感官之外的途径传达到另一人的心中。

　　在现实生活中，许多人都出现了感官灵敏缺失的情况，这无疑是健康道路上的一个坎儿。因此，在日常生活中要注意保养身体，防止疾病的产生，保护自己的感觉器官；要尽量少吃或不吃刺激性的食物，少饮酒，坚持体育锻炼，保持感官的灵敏。

　　此外，演奏乐器也可以刺激大脑前额皮层，跑步也有同样的功效。跑步还能帮助改善记忆力、加强注意力和保持感官的灵敏度。

22. 免疫力强：提高免疫力，不惧感冒和传染病

"健康 = 少得病 = 免疫力强"，这样一个等式被许多商家用来进行保健产品的宣传。

孟女士从小就体弱多病。她刚刚生完宝宝，身体十分虚弱，让她更加痛苦的是，她整日饱受着荨麻疹的痛苦。看了很多西医与中医，情况都没有得到好转。之后，在中医与营养师的建议下，孟女士开始着手调理自己的身体。精心调养了几年之后，她发现自己的荨麻疹症状好转了，而且也不怎么感冒了。

孟女士身体的变化，其实就是其自身免疫力的变化。免疫力是人体的天然屏障，承担着保持身体健康、抵抗病菌侵入的重要功能。

作为人体健康的一道重要防线，免疫力就像驻扎在人体内的军队，不停地与外界来袭的病毒、细菌作斗争，承担了非常重要的防御任务。一旦人体的免疫系统变差，就非常容易招致细菌、病毒以及真菌的入侵，对工作、学习与生活造成一定的影响。那么，怎么才能增强自身的免疫力？

1. 运动增强免疫力。每天至少要运动 30 分钟，每周坚持 5 天，持续 12 周之后，免疫细胞数目便会增多，抵抗力也会随之增加。运动不要太强，只要达到心跳加速就可以。晨起慢跑及晚餐后散步，都是非常好的运动方式。

2. 饮食增强免疫力。人体的营养状况对免疫功能有着非常重要的影响，因为每个人每天所摄取的各种营养素是维持人体正常免疫功能的物质基础。研究指出，人体免疫系统活力的保持主要是通过食物来实现。均衡的营养不仅能满足人体需要，而且对预防一些疾病、增强抵抗力有着至关重要的作用，适量的蛋白质、维生素 C、维生素 E、胡萝卜素、钙、镁、锌、硒等物质也能够增加人体免疫细胞的数量。

3. 改善睡眠，提升免疫力。睡眠和人体的免疫力息息相关。一个人假如没有正常的睡眠，就会损害机体，导致思考能力减退，警觉力或判断力不断下降，造成免疫力功能的低下。良好的睡眠能够使体内的两种淋巴细胞数量大量上升，人体进入睡眠状态之后，很多有益于增强人体免疫功能的细胞就会开始作用。

4. 保持乐观，心理调节增强免疫力。焦虑与悲观的情绪会给人体的植物神经造成不良影响，从而影响内分泌系统和免疫系统，使得人们在一段时间内免疫力快速下降。而人体在心情愉快的时候，其内脏器官活动都会发生改变，如心脏跳动会变得更加均匀有力，肺活量也会增加，肠胃平滑肌蠕动会加快，呼吸、消化、循环系统都能够得到很好的开发，肌体免疫功能也会得到增强，人也随之变得容光焕发。

5. 交朋友，还能够增强免疫力。朋友多的人不仅不容易感冒，免疫功能也比性格安静的人强。研究表明，良好的社交关系可以帮助人们对抗生活中的压力，还可以帮助提高免疫细胞的功能。

6. 减少噪声，提高免疫力。噪声不仅仅会伤害人们的听力，当人长期处于噪声的环境之中，要比在良好环境中更容易患血液、胆固醇以及免疫功能等疾病。因此，要努力控制与周围环境的各种声响，避免噪声带给我们伤害。

23. 头发清洁：及时清洗头发，无头屑

早上乘坐公交车或者地铁的时候，看到很多人头上沾满了白花花的头皮屑，你是什么感觉？是不是恨不得躲得远远的？

跟同事一起出去见客户，可同事的头发却油光锃亮，似乎很长时间没有洗，一抓就是一把油，你还愿意跟他一起去吗？

参加婚宴吃饭的时候，看到旁边的人头皮屑直接掉进了盘子里，你还有胃口吗？

……

保持头发的清洁，既是对他人的尊重，也是自我良好卫生习惯的体现。任何人都不愿意跟头发油腻的人在一起，既然你不可能整天都将自己关在屋子里，总要跟他人接触，那就先将自己的头发洗干净吧。

李建是一个标准的宅男，有时间就宅在家里。平时工作上如果没什么紧急情况，他便很少出门，所以他对自己的形象不大注意，特别是对于洗头这件事，向来是能省则省，能偷懒就偷懒。假如遇到紧急情况，需要临时出门，他就会戴顶帽子遮一遮，有时半个月都不洗头。

刚开始，李建并不太在意这件事，但后来他发现自己的头皮屑越来越多，头皮经常发痒，总是忍不住去抓，许多地方都被抓破，头皮出现了发炎等症状。

以前，许多人都坚持天天洗头。但最近网络上"天然美容""懒人美容""一周不洗脸""一周不洗头"可以让发质变好的说法开始疯狂流行。甚至还有这样的传言，不洗头能够促进头发生长。简直就是谬论。

在我们赖以生存的环境中充斥着很多灰尘、粉尘、化学物和各种不同种类的微生物（细菌、霉菌），这些东西时刻环绕在我们周围，侵袭着我们的头发。一天的时间，不知有多少脏东西在我们的头发及头皮上"安家落户"，假如再喷一些发胶或摩丝等定型用品，头发上吸附的脏东西更是超乎想象，用"藏污纳垢"形容并不为过。

其实，头发是人体最脏的部位之一。每平方厘米的头皮上大约有 100 万个微生物，最多的就是毛囊脂螨，它们总是喜欢把家安在头皮的表皮层之上，三五成群地聚集在一起，组成一个"家庭"，他们齐心协力地生活在你的头皮上，吸吮皮脂腺分泌的脂质，长期不洗头的后果就是最终会导致脱发。所以，要保持健康，就必须从头做起，把头部清洁做好：

1. 头皮需要"眼霜"级呵护。头皮厚度仅为脚底皮肤的 1/50，是全身第二薄的皮肤，仅次于眼周皮肤。所以与眼周围的皮肤一样，头皮需要得到比脸部皮肤更为悉心的护理。

2. 油性头皮需要经常洗发。如果想保持头发的干净清爽，就要经常洗头发。当然，要选择适合自己发质的洗发水和护发品。

3. 不能轻视头皮瘙痒。洗发频率较低会使污垢及微生物聚集在头皮上，引发很多头皮问题。在正常洗发频率下，如果觉得头皮瘙痒，可能就是因为真菌引起的刺激反应，并不是清洁不够。季节性瘙痒，是个体易感性问题，需要注意缓解焦虑，保持心情的愉快放松。

4. 洗发千万别用指甲挠。洗发的时候习惯性地用指甲抓挠，可能会引起头皮损伤，进而使得头皮感染，头皮问题愈来愈严重，还可能因为拉扯

而使头发脱落。在使用去屑洗发产品时，正确洗发方法是：先在掌心揉出大量的洗发水泡沫，再用指肚轻轻按摩头皮，以达到充分的清洁与去屑效果。

5. 去屑洗护发产品应该持续使用。持续使用才能取得最好的去屑、防屑效果。在有条件的情况下，要使用配套的洗发水与护发素。

24．增减衣物：冬天天气寒，加衣记心间

　　为了形容一些女孩子在冬天还穿裙子，有些人会使用"美丽冻人"这个词。穿得少一些、得体一些，外表确实好看了，可是不冷吗？如果你将这个问题抛给大冬天穿裙子或穿单衣的女孩，多半人都会说"不冷"，但究竟冷不冷只有她们自己知道。但我说，肯定冷。周围的人穿着厚厚的羽绒服都将脖子缩在领子里，而她们只穿一件单衣还不冷？这也只能骗骗自己了。

　　2016 年的冬天非常冷，但爱美的女孩子却不喜欢将自己裹得像一只熊。25 岁的姑娘美美在零下 3℃的天气，只穿了一件薄毛衣和一件长裙去约会。结果，第二天美美就眼歪嘴斜，刷牙嘴巴漏水。医生告诉她，这是因为她穿太少并且长时间吹冷风，导致脸部局部神经组织因为缺血而发生痉挛，俗称面瘫。

　　还有，现在很多爱美的女孩喜欢穿裤子露脚踝，之前已经有好多新闻提示过这样会生病：在寒冷的冬天，女孩下半身只穿了打底裤，并露出了脚踝，竟然给冻得尿血了；还有个大四女生因为经常穿九分裤露脚踝，导致高烧 39度不退，住进了医院……

冬天是一个内敛的季节，适合把身体的一些器官保护起来，如果把身体的一些地方露出来，受了凉，就会伤害身体。可是，如今许多女性都是只要风度不要温度，就算寒风呼啸，也要穿着短裙、丝袜出门。其实，这是十分伤害身体的。再加上女性体质为阴性，尤其害怕寒冷，稍不注意，就会留下难以根除的病根。

在寒冷的冬季里，真正懂得保暖的人，才是最会养生之人。当然，有些人尽管穿得里三层外三层非常厚，但到了室外还是冻得直哆嗦。其实，这也许是你穿衣的方法不对。

冬天只要遵循下面3条穿衣的法则，御寒保暖就不再是难事。

1. 材质上，内薄软、中保暖、外防风。衣物本身并不产生热量，而是通过缓冲冷空气与体表热空气间的对流来保存身体的热量，假如内衣穿得太厚，不仅不会让人感到舒适，还会增加内衣里的空气对流，达不到想要的保暖效果，所以内衣应该要以薄、软的棉织材质为主。中层的衣服不与皮肤接触，属于保暖层，吸湿性比较强，羊毛、羊绒、纯棉材质最为合适。上衣可以穿羊毛衫、棉线针织衫、羊绒衫，下身穿羊绒裤。外衣要以防风为主，面料需要致密，不宜穿毛线编织的外套。

2. 款式上，内贴身、中宽松、外收口。冬季天气干燥，皮肤比较敏感，内衣要注意柔软、贴身、没有刺激性；保暖内衣容易产生静电，减少皮肤的水分，不要贴身穿，以免引起瘙痒。中层衣服不要过紧，要适度宽松，否则不利于保暖，还会影响体温的调节，减弱御寒能力。太过宽松肥大的衣服容易钻风，冷空气便会乘虚而入，容易造成热量的散发，影响局部保暖，所以外衣的领口、袖口、脚踝、腰部等处最好有收口的设计。

3. 部位上，顾两头、腿要厚、腰别露。这个"两头"指的是头和脚。人体的热量大部分是从头部散发出来的，出门时一定要戴上帽子，最好可以遮住额头，风大的天气要选择防风的皮帽。颈部受寒会引起血管收缩或颈部肌肉痉挛，一定要戴围巾或穿件高领衫，不要让脖颈暴露在冷风中。棉鞋的鞋底一定要厚，鞋底薄、鞋头尖、鞋帮低都不利于足部的保暖。腿部是冬季保暖的重点，这也是建议穿衣"上装要薄下装要厚"的原因。腰部双肾附近是最怕风寒侵袭的部位，穿衣一定要注意腰部的衔接，上衣需要盖过腰部，低腰裤尽量少穿。

第二章

心理健康——世上除了心理的不健康，其实并不存在真正的失败

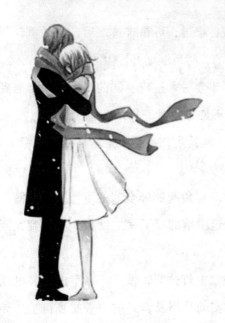

欢乐就是健康，
忧郁就是病魔。
　　　　——哈利德顿

25. 不悲观：乐观的人都具有一种创造的力量

女孩被男孩甩了，女孩愤愤不平，难过异常，做什么事都提不起精神，觉得离开了男孩，自己什么都不是，无所依靠。整日茶饭不思，睡不安稳，她觉得自己简直就是个死人。

与之相反。

另一个女孩被男孩甩了，她也伤心难过，可是难过之后，她又重新抖擞精神，吃点好的、玩点好的，心情好了，然后继续好好生活。

悲观和乐观就是一对孪生姐妹，却会对人造成不同的影响。如果遇到同样的情景，你会像第一个女孩那样，还是会像第二个女孩那样？

松下幸之助被称为"经营之神"，他其实并不是天生就是社会的幸运儿，而是在不幸的生活中锻炼出来的一个抗争者。

父亲过早去世使得年幼的他不得不担负起照顾全家的重担，寄人篱下的生活使得他体会了人生的不容易。家道中落的松下幸之助在 9 岁时到大阪去做小伙计。

1910 年，松下幸之助到大阪的一家电灯公司，做了一名室内安装电线的练习工，一切从头学起。很快，他诚实的品格及良好的服务便赢得了领导的信任。22 岁时，松下幸之助顺利晋升为全公司最年轻的检察员。

人生不是一帆风顺的，就在这时，他遇到了人生中的第一次挑战。有一天，松下幸之助发现自己咳的痰中带有血丝，他感到害怕，有一种不好的预感。因为，他不是家里第一个出现这种症状的人，先后已经有 9 位家人因为这种病在 30 岁前离开了人世，包括他的父亲与哥哥。

当时的生活不允许松下幸之助按照医生的吩咐去休养，他没有退路，反而对将来会发生的事情有了充分的精神准备。他一边工作一边进行治疗，形成了一套属于自己的与疾病做斗争的办法：不断地调整自己，保持积极乐观的心态，万事往好的方面想，调动机体自身的免疫系统、抵抗系统与病魔坚决斗争，使自己保持旺盛的精力。

这样的过程持续了整整一年，松下幸之助的身体变得越来越结实，心性也越来越坚强，这种心态对他的一生产生了深刻的影响。

健康长寿的秘密是什么？是健康饮食、坚持锻炼、不吸烟不喝酒，还有什么？还有生活态度。调查显示，乐观主义者要比悲观主义者的平均寿命长 20%。

悲观是健康的一大障碍物。生活中经常可以看到这样的现象，悲观厌世的人要比乐观积极的人容易患病；而患病的病人，假如出现悲观的情绪或消沉的情绪，会影响疾病的治疗以及康复。

美国著名心理学家马丁·加德纳在转型成心理学家之前是一名医生，他曾做过一个非常著名的实验。一个死囚躺在床上，实验员告诉他：他们将以放血的方式对他执行死刑。然后用木片在他的手腕上轻轻划了一下，接着把之前提前准备好水龙头打开，向死刑犯床下的一个铁容器里滴水。伴随着由快到慢的滴水的节奏，那个死囚昏死了过去。

精神是生命真正的脊梁，一旦从精神上击倒一个人，这个人的生命也将不复存在。悲观是一种心理不健康的表现，告别悲观，就是告别疾病。那么，如何才能做到不悲观呢？

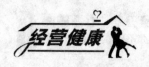

1. 心里多装些美好的事情。人都会有失意之时，就算有时候找不到很多美好的理由，也要幻想着美好的事情即将发生。只要心中美好，处处都是花香满径。

2. 树立一个伟大的理想。尽管理想非常丰满，现实很骨感，但是我们也依旧要有理想，用理想充实自己的内心。

3. 多跟乐观的人交朋友。你的朋友圈是什么样的，你就会成为什么样的人，要想让自己心理乐观，就要主动跟乐观的人交朋友。

4. 多读书，更自信。书籍是人类进步的阶梯，读书可以让我们学到大量的知识，有了知识就可以变得更加自信。心理达到充盈饱满的状态，悲观自然也就住不进来。

5. 给自己积极的心理暗示。悲观失望的时候，要时刻提醒自己：我要做一个积极乐观、勤奋努力的人。久而久之，悲观情绪也就消除了。

6. 做出成就，肯定自己。做自己最擅长的事情，多出成绩。每次小的成功都会增加一份自信，自信多了，也就不会再悲观了。

26. 不消极：只有心态积极，才能解决问题

在我们身边，经常会看到心态积极的人，也会看到心态消极的人。积极的人，做事主动性强，即使遇到了问题，也会主动想办法解决；而消极的人，即使是遇到好事，也会将其弄成坏事。

美国亿万富翁、工业家卡耐基说过："一个对自己的内心有完全支配能力的人，对他自己有权获得的任何其他东西也会有支配能力。"当我们扔掉消极的情绪，开始运用积极的心态面对遇见的每一件事情时，也就成功了一半。

很久以前，我听说过这样一个故事：

每次在处决死刑犯的时候，军阀都会给他们提供两种方式让犯人自己挑选：一种方式是直接枪毙，另一种方式是让犯人进入墙中的一个黑洞，最后的结果是生死未卜。

令人不解的是，几乎所有犯人都选择直接枪毙。可能在死刑犯的眼中，对黑洞里未知的事物的胆怯远远超过死亡本身。与其选择一个未知的黑洞，倒不如一枪毙命，这样痛苦小，还会踏实些。

一天，军阀与几个朋友一起饮酒，酒酣兴起之际，一个朋友壮着胆子问："大帅，你可不可以告诉我们，从那个黑洞进去，里面究竟有什么东西？"军

阔笑着说："里面什么都没有，就是一个普通的山洞，在里面摸索半天左右，就可以逃生。这些懦夫，没有一个人敢拼一下。这种胆子，死了也活该。"

由此可见，死刑犯面对未知的深不可测的黑洞时，已经确定自己会死，心里觉得反正都是一死，与其挣扎，不如痛快一死。而就是这种消极的心态，决定了他们的死亡命运。

生活中，我们也会轻易地陷入这样的消极状况中。当你面对非常恶劣的环境时，内心的恐惧会快速膨胀，不论怎样逼迫自己沉着冷静，忙乱依旧会伴随在我们身边，有时甚至连克服它们的勇气也没有。

每个人都会出现情绪黑洞，消极情绪不仅会影响一个人的心理健康，还会影响身体健康。古语云："喜伤心、怒伤肝、思伤脾、忧伤肺、恐伤肾"。比如，人在感到恐惧的时候，瞳孔会变大，会出现口渴、出汗、脸色发白等一系列生理变化。

很多人总是等到自己有了积极的感受之后再去付诸行动，其实这就本末倒置了。积极的行动会导致积极的思维，而积极的思维会在潜移默化中引导人们产生一种积极的人生心态。所以，当我们被消极情绪侵扰的时候，一定要积极采取有效措施，把消极心态快速扔掉：

1. 用美好的感觉、信心及目标去影响别人。随着你的行动及心态变得更加积极，信心也会慢慢增加，人生的目标感也会越来越强烈。接着，别人就会被你吸引，因为人们总喜欢与积极乐观的人待在一起。积极乐观的情绪是会传染的，可以帮助别人获得这种积极态度。

2. 使你遇见的每个人都认为他自己很重要。人生最美丽的补偿之一，就是人们真诚地帮助别人之后，同时也帮助了自己。使对方感到自己重要的另一个作用，就是它也可以反作用于你自己，使你感到自己也重要。

3. 对他人的帮助心存感激。经常流泪，必然看不到星光。对人生，对大自然的一切美好的东西，都要心存感激，如此，人生才会变得美好。世间许多事情，常常是因为我们没有发自内心地对身边所拥有的人或事表示珍惜，而当它消失的时候，才后悔莫及。

4．到处寻找最佳的新观念。有积极心态的人时刻在寻找最佳的新观念。这些新观念能增加积极心态者的潜力，帮助我们走向成功。

5．放弃鸡毛蒜皮的小事。具有积极心态的人都不会将自己的时间与精力花在无关紧要的小事上。这是因为，生活是由各种小事组成的，这些小事会让他们偏离主要目标及重要事项。假如一个人对一件无足轻重的小事情做出反应，就会小题大做，偏离也会由此产生。

27．不自卑：自信的你，定会更出众

说起自卑，可能很多人都会想到林黛玉。

在《红楼梦》中，林黛玉这个角色一直是一个不可超越的经典，曹雪芹塑造了一个美丽聪慧却敏感自卑的姑娘。林黛玉自从踏进贾府后，就一直有一种寄人篱下的自卑感。尽管贾母十分疼爱她，但因为家道衰落，独在异乡，内心深处她总觉得自己低人一等。

这位苏州的才女自尊心非常强，加上生性比较内向，于是每当遇到一些聚会场合，为了保护自己脆弱的自尊，都会独处一隅，郁郁寡欢，不愿意和他人主动多交往。

正是林黛玉的这种自卑感，让她和其他姐妹不能融洽相处。她在贾府的状态，的确就像她自己在《葬花词》中所讲的那样"一年三百六十日，风刀霜剑严相逼"。

自卑的人，情绪低沉，郁郁寡欢，常常会因为害怕别人看不起自己而不愿意与他人来往，与人保持距离，缺少朋友，形单影只；他们缺少自信，没有竞争意识，抓不到转瞬即逝的机会，享受不到成功的喜悦；他们经常会感到疲劳，心灰意懒，反应迟钝，注意力不集中，工作没什么效率，缺乏生活的乐趣……可以这样说，自卑无一是处。

自卑是一种非常不健康的心理疾病。在生活中，我们常常会认为自己缺少他人身上具有的优势，这是一种大众普遍的心理。但是，假如沉沦在自卑中不能走出来，后果就非常严重了。那么，怎样才能摘掉自卑的帽子，拥有自信呢？

每个人的气质、文化素养及生活环境都不相同，脾气、性格也不一样。但是，不论哪种人，自卑都是不健康的心理活动，都可以从以下几方面进行清除：

1. 警惕消极用语。不要使用带有消极色彩的自我描述，例如"我天生如此""我就是这样""我不行""我会失败""我没希望"等。总是把这些消极的词语挂在嘴边，只会让你更加自卑。可以把这些句子改为"我以前曾经是这样""我会成功""我能行""我一定要作出改变""我尽力试试"，并且要将其写下来贴在自己房间最显眼的地方。

2. 从另一个方面弥补自己的弱点。每个人都有很多面，在一方面有缺陷，也许在另一方面就是天才级别的。唯有保持积极心态，才能够扬长避短，把自己的缺陷转化为不断进步的力量。如此，你的缺陷不仅不会成为成功路上的障碍，反而会成为成功的诱因。因为它往往可以促使你更加专心地关注于自己选择的方向，促成你成为超越自己缺陷的卓越人士。

3. 用行动证明自己的能力和价值。看一个人是不是存在价值，根本不需要进行复杂的思考，也不用问别人。有人需要你，主动和你交往，就意味着有价值；你可以做事，你就有价值。所以，必须先选择一件自己能力范围内的事情去做；做成之后，再寻找下一个目标。每一次成功都能强化你的自信心，弱化你的自卑感，一连串的成功会让你的自信心更加坚固。

4. 全面了解自己，正确评价自己。可以将自己的兴趣、爱好、能力与特长全都罗列出来，哪怕是非常细微的东西也不要忽略掉。如此，就会发现自身有很多优点，同时还会对自己的弱项及失败的地方保持理智与客观的态度，既不自欺欺人，也不将它看得太过严重，用积极的态度来应对现实，自卑便失去了成长的温床。

28. 不怯懦：让自己勇敢一些，才能抓住机会

好机会转瞬即逝，只有勇敢面对，才能抓住；如果胆小怯懦，即使机会在你面前，你也无法抓住。

静静在某名牌大学读本科，许多学生都为自己是这个学校的学生而感到骄傲，毕业之后都会积极投入社会中、参加工作。可是，静静毕业后，情绪却越来越不好。她并没有像其他同学那样因为自己是名校的学生而感到骄傲，反而有一种自卑的情绪。原因何在？

静静上大学后，学校的优秀学生太多，大部分人都可以用"天之骄子"来形容。静静的优越感荡然无存，成绩不像高中时那样数一数二，反而一直平平，学校工作也参与得很少。她觉得自己没有能力胜任，完成得不好，别人会嘲笑她。同学之间的集体活动，她也不愿意参加，因为她不敢和同学进行沟通，担心会说错话，害怕在同学面前出丑。

从小到大，她所有的事情几乎都是由父母安排着、设计着，包括上大学。尽管她已经大学毕业了，却还像个长不大的孩子，什么事情都不敢做主。

选择职业的时候，她感到很无助，不知道自己究竟适合什么样的工作，也不知道什么单位能够接受她。尽管最后理智战胜了怯懦，参加了面试和笔试，但最终还是因为顾虑太多，担心自己缺乏竞争力而没有找到心仪的工作。

静静陷入深深的苦恼中，对于各种笔试、面试，比之以前还要畏缩。

怯懦是一种畏避退缩、软弱无能的表现，也是一种缺乏勇气、害怕困难的表现，这种表现，不仅会让人一事无成，也会因为自我封闭而导致人际关系破裂。

这类人一般都胆小怕事，没有冒险精神，意志力薄弱；平时不起眼，到关键时候就往后躲，畏缩不前，不敢面对困难与压力，担心挫折、害怕失败及他人的嘲讽与伤害；他们不求有功，但求无过，喜欢安安静静、平平淡淡的生活，不敢出头，不敢承担风险；遇事容易慌张、顾虑重量……

生活在现代社会，一定要摒弃害怕受伤、怯懦畏惧的心理，端正自己的心态，用一颗积极健康的心去面对生活，明天才能有更美好的开始，否则怯懦就会成为你人生的绊脚石。

为了能够让自己坚强起来，怯懦性格的人需要在以下几个方面注意：

1. 增强自己的气势。性格懦弱的人最大的弱点就是过分畏惧与害怕，要克服这一弱点，就一定要借助气势的激励。"雄赳赳、气昂昂"，看上去就让人感觉非常有力量。气势盛的时候，可以产生一种不可阻挡的气场。

2. 提高自己的信心。怯懦的人往往丧失的是精神优势，所以需要用信心来鼓舞自己。信心不会凭空产生，需要以对困难的深刻了解及解决困难能力的提高为前提。有的人之所以会陷在名叫"怯懦"的沼泽中不能自拔，就是因为无法勇敢地大步走出去，不敢认真研究它，完全被吓住了。

3. 不要担心失败。调查显示，很多人怯懦的原因都是害怕失败。越怕便越不敢行动，越不敢行动就会越怕。一旦陷入这种不良的循环中，怯懦就会逐渐加深。其实，只要克服害怕失败的心理，敢于行动，就可以改变怯懦性格，成为一个优秀的人。

29．不猜疑：对他人多一些信赖，对方才会信赖你

在这个世上，没有人愿意跟猜疑心重的人交朋友。想想看，你本来是好心帮助对方，他却说你功利心太强，你还会帮他吗？

关于猜疑，在《三国演义》中有一段经典描写：

曹操刺杀董卓败露后，与陈宫一起逃到吕伯奢家。曹吕两家是世交。吕伯奢看到曹操到来，本想杀一头猪款待他。可是，曹操听到了磨刀声，又听说要"缚而杀之"，便起了疑心，以为对方要杀自己，于是不问青红皂白，拔剑误杀了吕伯奢。

这是一场因为猜疑而导致的悲剧。猜疑是人性的弱点之一，是害人害己的根源，是卑鄙灵魂的同伴。一个人只要掉进猜疑的深渊，一定会处处敏感，事事捕风捉影，失去别人的信任，对自己也同样心生疑虑。

猜疑是人际关系的死敌。猜疑会破坏朋友之间的感情，疏远同事之间的关系，割裂肢体之间的联络，给家庭带来无端的风波，挑起人与人之间的矛盾与纠纷，破坏自己最初温和美好的心境。生活在猜疑中的人，郁郁寡欢，缺少内心的宁静。《红楼梦》中的林黛玉，有着极强的疑心病，她身体本来就不好，还常常在猜疑中度日，情绪沮丧，暗自垂泪，结果身心俱毁，早年夭折。

猜疑心重的人，每天都疑心重重、无中生有，觉得人人都不可信、不可交。这样的人，无法自然随和地与人交往，不仅会影响自己的心情，对人际关系的发展也极其不利。

总之，猜疑是身心健康、人际交往的大敌，只要种下猜疑的种子，健康的生活便会受到一定的影响。所以，一定要扔掉猜疑的心理，给别人多一点信任。

1. 多一些理智。当你发现对别人产生怀疑的时候，千万不要马上寻找产生怀疑的原因，在没有形成定势思维之前，要一分为二地看问题。例如"疑人偷斧"中的那个农夫，假如失斧之后农夫可以冷静地想一想，斧头是不是自己在砍柴的时候忘了带回家，或者是不是挑柴的时候掉落在了路上，如此这个险些影响他与邻人关系的猜疑就根本不会发生。现实生活中很多猜疑，戳穿了都是十分好笑的。但是在戳穿之前，猜疑者的头脑被封闭性思路所主宰了，会觉得他的猜疑顺理成章。此时，冷静思考便显然非常必要了。

2. 培养自信心。每个人都应该看到自己的长处，培养起自己的自信心，相信自己与周围的人，给别人留下一个良好的印象。当我们能够充满信心地工作与生活时，就不需要时刻担心自己的行为会不会出错，也不会随便怀疑别人是不是会挑剔或为难自己了。

3. 学会自我安慰。生活中，受到别人的非议与流言，与别人有了误会，不用大惊小怪。在一些生活细节上不必斤斤计较，糊涂些也没什么，这样就可以避免烦恼。假如觉得别人怀疑自己，也没有办法阻止别人的怀疑，只要问心无愧就好了。对于别人的议论，当作过眼云烟，不仅可以解脱自己，而且是对自己的一种精神锻炼。

4. 及时沟通，解除疑惑。世界上每时每刻都会有误会发生，误会并不可怕，关键是要有消除误会的能力和办法。无法尽快消除误会，就会逐渐

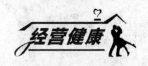

发展成猜疑；猜疑要是不能及时解除，就可能导致不可挽回的严重后果。因此，如果条件具备，可以同"怀疑"对象真诚地谈一谈，弄清真相，解除误会。

30. 不排他：不要让自己陷入孤僻的 怪圈

排他、孤僻，是一种不良的心理体验，仔细检查一下自己的思想和行为，如果发现自己身上也存在这种因子，那就赶快让自己融入圈子。

孙伟今年 35 岁，每天的生活都非常单调，家和单位两点一线，没有什么朋友，不愿意结婚，不愿意处人际关系。

年迈的父母非常着急，老两口每天最大的期盼就是儿子突然跟他们说一句"今天有事，我得出去一趟"。可是，儿子参加工作这么多年来，这样的期盼一次也没有实现过。

孙伟每天除了正常上班，就是窝在家中。而他在家中最喜欢做的事情，就是打扫屋子，实在无事可做，就捧着手机玩游戏。

孙伟这种生活状态非常不健康：排他、孤僻，甚至不合群。孤僻对人的身心健康没有一点好处。根据研究显示，性格孤僻的人往往没有同伴倾诉，缺少社会支持，精神压力比较大，容易被负面情绪攻击，容易引发炎症以及心脑血管等疾病。

相反，人际交往可以让人们拥有好心情，能增寿。研究显示，社交广泛的人比缺少朋友的人可以多活 10 年左右。性格孤僻的人应该尝试走出自己的

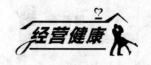

世界，多结交一些志同道合的新朋友。

有些人缺乏必要的社会交际能力及方法，在人际交往中遭到拒绝或打击就会陷入孤僻，如耻笑、训斥、埋怨，自主性受到伤害，便会把自己封闭起来。但是，越不和人进行接触，社会交往能力得不到锻炼，性格就会越孤僻，所以一定要认真克服。

1. 正确评价并认识自己和他人。孤僻的人都不能正确地认识自己。一方面，要正确认识孤僻的危害，敞开紧闭的心扉，追求人生的乐趣，摆脱孤僻的缠绕；另一方面，要正确地认识别人及自己，发现自己的长处。

2. 学习交往技巧，优化自己的性格。可以多看一些关于交往的书，多学习一些交往的技巧。同时，多参加一些正当的、良好的交往活动，在活动中慢慢培养自己开朗的性格。要敢于和别人交往，认真听取别人的意见，最关键的是要有和他人成为朋友的愿望。这样，在每一次交往中都会有所收获，丰富自己的知识与经验，纠正认识上的偏差，不仅可以获得友谊，还能够愉悦身心，长此以往就会逐渐喜欢上交往，人也会变得随和了。

3. 提高自己的信心。自信心是对自己的正确认识及把握，可以尝试通过以下做法提高：

（1）重新审视自我。找出一张纸，一面列出自己的优点及强项，另一面列出自己的弱点及不足，不要思考，靠潜意识，之后进行归类整理。

（2）适时地进行自我激励。遇到困难或挫折时要鼓励自己，只要全力以赴就好。有了这次的经验，下次自己一定会做得更好。

（3）必要的时候应该放弃。不要与他人进行不必要的对比，不切实际的目标应该尽早放弃。百分之百的完美是不存在的，完美主义者的标准应该适当降低。要运用"二八定律"来衡量自己的能力，十件事情中做好八件就已经十分了不得了，应该为自己感到骄傲。

（4）培养某方面兴趣。在自己的爱好、优点、兴趣、专长中，找一个来专门培养，并把其发展成自己的专长。有了专长，才有机会做主角，主角光环自然让人神采飞扬。

（5）肯定自己的能力。每天找出三件自己做得最成功的事。知道自己可以把事情做好，也是对自己能力的一种肯定，可以让自己振作精神。

4. 改掉交往中胆小的毛病。要想克服交往中胆小的毛病，首先要记住，自己是一个独立的个体，人各有自己的优势，通过交往能够互相取长补短。第二，要树立必胜的信心，把主动与别人说一次话、主动邀请别人做一件事，当作打了一次胜仗来对待。经过一段时间的锻炼，一旦尝到"胜利"的滋味，胆怯心理就会慢慢被克服。

总之，要勇敢面对现实，主动与别人交往，树立自信心，增强自尊，如此，就能体会到与人交往是一件非常正常并且舒服的事。多一分自信，也就意味着减一分胆怯。

31. 不贪财：懂得收放，不让自己成为守财奴

俗语说得好"君子爱财，取之有道"。这里的"道"指的是道义，道德。通常，人们都会通过正当的、道德的途径获取金钱，这并不是什么见不得人的丑事。但贪污受贿，行窃抢骗，掺杂着各种手段，为达目的无所不用其极，只能葬送了自己，将自己钉在耻辱柱上。

网上有这样一则关于贪污受贿的新闻，被称为新中国成立以来最大的卖官案，这个事件的主角叫马德，落马之前是绥化市委书记，任职期间收受贿赂高达2385万元。有人曾估算了一下，马德在绥化任职期间每天的收入都在万元以上，可谓名副其实的"日进万金"。

据说，马德是一个不讲究穿着的人，甚至在很多人眼中属于比较"土"的那类人。他的妻子连买菜回来的塑料袋都舍不得扔，一个个捋好了存起来以便下次使用。然而，马德被双规之后，在他的家中及办公室，办案人员搜出裘皮大衣十几件，皮鞋500多双，衬衣200多件，摄像机、照相机50多架，还有各种名贵手表等。

有"沂蒙第一贪"之称的袁锋剑也是贪污公款高达500多万元，却一直不舍得使用。为母亲祝寿，袁锋剑送的寿礼比真正很"穷"的亲属还寒酸。查抄袁锋剑赃款的时候，其贪污的金钱数目及查抄的赃款数目完全吻合，以至于袁锋剑还诡辩自己是在替国家保存钱财。真是大言不惭！

贪污的背后是一种守财奴的心态。积聚钱财时，有些人会被一种呈几何级数递增的心态所控制并左右：积累到一万元的时候，下一个目标就是两万元；攒到两万元的时候，目标就会变成五万元……当积累到100万元的时候，下一个目标就可能翻倍，变成上千万元，甚至几千万元。

"守财奴"通常都对金钱有着非常强烈的需要，他们积蓄了大量的财产，根本没有金钱匮乏的问题，但却难以抗拒金钱的诱惑，这是一种病态的心理需要。他们对自己的这种守财行为没有正确意识，即使有些人有意识，但也控制不了自己的行为。

生活中，有很多与这些贪官心理类似的普通老百姓。这些人最初一般都对钱财不是非常在意，但随着年龄的增长，就会发生很大改变：把钱放在银行里，担心电脑系统出问题，钱最后取不出来；把钱全取出来放在家里，又担心有小偷惦记，只能将钱又存回到银行中……如此周而复始，反反复复。

这些人的消费水平一般都比较低，钱对于他们来说仅仅是一种符号，没有多么不得了的意义，这种行为并不是他们真实意愿的表示。但他们这样的思想与贪官心理相似：需要尽可能多地积聚财富来为自己以后的生活留一条后路。

人们常说：钱不是万能，没有钱是万万不能。不可否认，在今天的生活中，没有钱确实寸步难行，特别是在大城市里，打电话、交通、吃饭、睡觉等都需要它。可是，尽管钱在生活中不可缺少，但钱依然买不来很多东西，比如感情、自由、信仰。因此，对于钱财，要懂得收放。

32. 不冷漠：让自己充满热情，才能给自己生命的活力

有段时间，网上曾出现过一段点击率非常高的视频：

一个男子不想活了，想要跳楼，就在救援人员紧张施救的时候，看热闹的人也没有闲着，人群中不时发出哄笑以及口哨的声音，有的人甚至还会大声鼓动轻生的人赶快往下跳。一名公交车上的大妈甚至大声喊："快点跳下来啊！你是不是不敢跳啊？你算个男人吗？不敢跳吗？哈哈哈。"

在这个视频中，面对着紧张而又险象环生的救援行动，人们不仅没有同情心或帮忙的举动，反而把这当作一部精彩大片，不少人都拿起手机和照相机来拍照，甚至有人还发了朋友圈，有些开车路过的人，一边停下车拍照一边说着风凉话。

在钢筋水泥建起的城市丛林中，在越来越多的骗局面前，人们逐渐不敢把自己的内心暴露在大众的面前。在现代社会中，冷漠已经不再是一个难得一见的词语了，陌生人之间的冷漠，夫妻间的冷漠，邻里间的冷漠等都慢慢出现在人们的视野中。其实冷漠是一种心理病。

冷漠不是一种道德缺陷，而是一种心理"疾病"，它的症状就是失去了正常爱他人、关心他人的能力，没有了设身处地体会他人感受的能力。失去了这些能力的后果虽然不像失明那么有冲击力，但失去这些能力的害处却一点都不比失明小。盲人只是看不到光芒，而冷漠的人却是看不到爱，而爱是心灵的光明，有了爱，这个世界才会真正美丽。

冷漠的产生主要源于两种情绪。一种是愤怒，当人心中的愤怒被压抑下去后，就会转变为冷漠。如夫妻吵架后，有时便会转为冷漠——懒得吵了！另一种是恐惧，当人受到伤害后而又没有办法保护自己，就会变得冷漠。就像多次挨打而无法抵抗的孩子一样，用冷漠来保护自己。

当今社会如此冷漠也是因为这两种情绪的产生：耳闻目睹了很多令人愤怒的事情，但害怕"多管闲事"危害到自己，所以变得麻木、冷漠。如"碰瓷"的事情看得多了，人们虽然会感到愤怒，但也害怕自己遇上同样的事情惹上麻烦。结果，人们封闭了自己的心灵，变得冷漠与麻木。

要想让自己不再冷漠，首先就要从自己做起，担负起这份责任，让自己尽量在行为上不要冷漠：看到歹徒行凶时，至少要打个报警电话；看到有人落水时，即使自己救不了，也要喊人来救，至少去找一根竹竿；看到有人需要帮助时，就要主动伸一下手。

也许你所做的，并不能改变这种冷漠的社会风气，但当你在帮助一个人的时候，自己的心灵也会得到充实。冷漠的"冷"字，表示没有温暖与关怀，"漠"字代表心灵贫瘠如荒漠。当你温暖他人的时候，你也就温暖了你自己。

33. 不妒忌：与其妒忌他人，倒不如主动向其学习

人都有自尊心，一旦感觉到别人比自己优秀，多少都会产生一些忌妒的情绪，但只有那些过分自私或过分虚荣的人才会真正被嫉妒蒙蔽双眼，让忌妒之心长时间左右自己的心神，甚至做出一些于人于己都非常不利的非理性行为。

芳芳长得很漂亮，从小都在父母和旁人的赞美中成长，妹妹其实也非常漂亮，但是很少获得父母和别人的赞美。可以说，妹妹一直生活在芳芳的阴影下。

长大后，芳芳长成了一个文静的淑女，而妹妹却成了一个叛逆的女孩。妹妹因为不能获得大人的赏识，产生了叛逆心理，既然你们都喜欢姐姐，我就做一个让你们操心的"坏孩子"。

芳芳找了个男朋友，非常帅气，对芳芳很好。妹妹心里十分难过，她决定抢姐姐的男友。开始时，妹妹只是在"准姐夫"面前说芳芳的坏话（芳芳以前的恋爱史），然后又不断地夸奖对方英俊潇洒、帅气智慧。

同时，妹妹还会时不时地用温柔与爱慕的眼光对"准姐夫"说："姐夫，你真是太优秀了，我要能找个像你这样的男朋友，就此生无憾了。"有时妹妹会哭得梨花带雨，楚楚可人。男人同情弱者的心理一下子就被激发了，两个人越走越近。终于，妹妹成功抢到了"准姐夫"。

妹妹与"准姐夫"之间并不是因为爱情，仅仅是因为对姐姐的忌妒。有多少家庭在发生这样的故事呢？可想而知，嫉妒多么有破坏力。

忌妒是一种基于攀比而从内心衍生的怨恨别人比自己强、比自己好的心理状态。忌妒心理总是伴随着焦虑、烦躁、不满、怨恨、恐惧等消极情绪。忌妒的内容也是多种多样，如长相、地位、能力、工资、资历、家庭、恋人、名誉、成绩、孩子、机遇等，只要别人某一方面比自己好，都有可能滋生忌妒的情绪。

忌妒经常是从伤人开始，以害己告终。有些嫉妒心强的人，看到他人事业有成，高于自己的成就，或在工作中能力特别突出，超过自己，便会在背后说别人的坏话，甚至不惜降低自己的人格去造谣诽谤他人。

忌妒是一种不健康的心理，是一种消极的情感表现，如恶魔一般吸吮着友谊的鲜血，吞噬着人们的理想，危害人与人之间的情感。所以，一定要引起重视，及时从被扭曲了的情感中挣脱过来。

1. 要有广阔的胸怀。每个人都有长处，不能因为自己有短处而害怕别人超过自己，你的成绩也不应成为别人进步的阻碍。看到比自己优秀的人，应该抱有一种学习的态度。这种良好的心态，才是一个拥有健康人格的人应该有的。

2. 克服自我中心主义。忌妒，其实就是自私的表现，只要克服以自我为中心的毛病，就能彻底割掉忌妒的毒瘤。

3. 主动学习对方的优点。要正确客观地对待比自己强大的人，学习对方的长处，弥补自己的不足，不断进取，才能在时间的激流中保持前进的状态。

4. 用祝福的心态对待他人。"眼红"的时候，试着改变自己的思路，将妒忌的心理转换成对他人的美好祝愿。要理解人们成功背后的努力、运气及奋斗，真心祝贺他们，用他们的成功激励自己。

5. 明确自己的人生目标。每个人的能力都会表现在不同的方面，要努力

发现自己的特长，明确自己的人生目标，不要因为他人早早取得的成功而变得心灰意冷或破罐子破摔，更不能轻易改变自己的方向。成功的人从来都对自己非常有信心，他们相信自己一定可以走出一条成功的路。

6. 经常反省自己。在认识忌妒心理危害的基础之上，要客观地认识自己、剖析自己，甚至反省自己。只有对自己的心理与行为进行合理约束，才能克服忌妒心理，成为一个心理健康的人。

34．不焦虑：镇定下来，困难并不是让你焦虑的理由

晓峰今年 32 岁，是一名工程师，同时还是我们心理咨询工作室的病人。

晓峰每天都感到十分焦虑，紧张的心情没有办法平静，反复思考一件事情，控制不住地发生强迫性思维以及强迫性行为，非常痛苦，每天都过得像是热锅上的蚂蚁，特别煎熬。

晓峰家有父母，三个姐姐（已经出嫁）。在高中求学的阶段，晓峰因为学习强度过大，感觉自己在心理上发生了一些变化，一直持续到现在。期间，他曾经多次寻求治疗的办法……

焦虑是人们对生活中一些还没有来临的事情，对那些将会对自己产生影响而结果又不确定的事件或潜在的危险与灾祸进行适应时所产生的一种心理状态，兼顾了恐惧和焦灼不安。

焦虑时，心烦意乱、坐立不安，搓手顿足、心绪不宁，甚至有灾难临头之感。工作学习时不能集中注意力、杂念万千，做事犹豫不决。焦虑会影响睡眠，引起失眠、多梦或恶梦频繁，白天头昏脑涨；感觉过敏，怕噪声、强光及冷热；容易激动，常会有不理智的情绪。

焦虑不仅会引起人心理上的变化，还会引发一些生理变化，会出现唇焦

舌燥、口渴、多汗、心悸、血压升高及发热感，大小便次数增多。

焦虑是一种病，严重影响着人的心理和生理健康，因此，为了健康，一定要告别焦虑心态，平复焦虑的情绪：

1. 确定合理的目标。要想减少焦虑，就要对自己进行合理可靠的客观评价，正确分析自己的优点、缺点，不要苛求自己每件事情都要尽善尽美，期望过高很容易增加焦虑。

2. 保持乐观心态。对自己充满信心，就会更好地面对困难、解决困难。缺乏自信心时可以自我暗示一下，努力提高自己的适应能力。很多焦虑心态，都来自于各种不适应和压力过大。如果能够主动融入社会，改变一下固有模式，提高自己的环境适应性和调节能力，就会发现生活中美好积极的一面。

3. 找亲朋好友倾诉。要通过倾诉，让朋友亲人成为你的支持者，帮你渡过难关。焦虑总是难免的，面对这种情绪，知道如何面对才是最重要的。

4. 转移注意力。如果目前的工作让你心烦紧张，可以暂时转移注意力，把视线转向窗外，使眼睛及身体其他部位适时获得松弛，暂时缓解眼前的压力。甚至可以起身走动，暂时避开低潮的工作气氛。

5. 尝试自我松弛。从紧张情绪中解脱出来。比如，在精神稍好的情况下，想象各种可能出现的危险情景，让最弱的情景首先出现，并重复出现。慢慢地，当你想到任何危险情景或整个过程时，也就不会感觉到焦虑了。

35．不抑郁：让自己开朗一点点，轻松也会多一点

对于人体健康来说，抑郁症是"头号心理杀手"。世界卫生组织调查显示，抑郁症的自杀率高达15%。三毛、张国荣等名人都是因此自杀身亡的。如何才能让自己不抑郁呢？答案就是，让自己开朗一点点。

蓝丁是我的一个学员，今年24岁，当我们见面的时候，他那年轻的脸庞没有光彩，意志消沉、憔悴不堪。

跟他聊了几句，我发现他心情抑郁，总是贬低自己、谴责自己："上个星期，我跟我妈出去逛街，我去买水，结果我妈的钱包被别人抢走，还被推倒，扭伤了脚。我感到非常自责。都是我的错，要是我事先带水，要是我不去那么远，要是我走快一点……我在心里不停地想着各种可能性，越想越觉得是自己考虑不周，真是不可饶恕……最近，我经常会想起小时候跑到邻居家的花园里去'偷'人家的花，还故意弄坏小朋友的玩具，可能我小时候就是一个坏孩子，这正是邪恶本性的表现。"

蓝丁还明显自卑，认为别人看不起他、讨厌他、鄙视他，疑心重重，老怀疑别人在议论他的过错，觉得没脸见人。他现在的思维活动也慢了许多，感到脑子迟钝，工作效率明显降低。他害怕自己脑子坏了，成了废物、社会

的寄生虫，这更增加了他的自卑和自责。

现在，蓝丁每天都感到酸懒无力，一些简单的日常活动，如穿衣吃饭，对他来说都需要下很大的决心来完成。他每天凌晨即醒，愁云集聚，情绪极低，不知如何才能熬过痛苦而漫长的一天。

上面这些都是蓝丁的症状，是抑郁症较典型的表现。

每个人都会有不快乐的时候，抑郁是人们常见的情绪困扰，是一种感到无力应付外界压力而产生的消极情绪，常常伴有厌恶、痛苦、羞愧、自卑等情绪。它不分性别年龄，是大部分人都有的经验。

对大多数人来说，抑郁只是偶尔出现，历时很短，时过境迁，很快就会消失。但对有些人来说，则会经常地、迅速地陷入抑郁的状态而不能自拔。一直持续下去，会愈来愈严重，以致无法过正常的日子，这就是抑郁症了。那么，如何才能不抑郁呢？

1. 扩大自己的人际交往。悲观的人周围大部分都是悲观者，而乐观的人身边亦多为乐观者。因此，要想改变命运，必须跟乐观者学习。不要拘泥于自我的小天地，应该置身于集体，多与人沟通，多交朋友，尤其要跟精力充沛、充满活力的人相处。这些洋溢着生命活力的人，会使你更多地感受到事物的光明和美好。

2. 将不良情绪发泄出来。要善于向知心朋友、家人诉说自己不愉快的事。极其悲哀痛苦时，要学会哭泣。另外，要多参加文体活动，写日记、写不寄出的信等，帮助消除心理紧张，避免过度抑郁。

3. 尽可能地使生活有规律。规律与安定的生活是抑郁症患者最需要的，早睡早起，按时起床、按时就寝、按时学习、按时锻炼等有规律的活动会简化你的生活，使你有更多的精力去做别的事情，保持身心愉快。而多完成一件事，就会使人多一份成就感和价值感。

4. 沐浴阳光，多多运动。多接受阳光与运动对于抑郁症病人有好处，多活动活动身体，可使心情得到意想不到的放松，要知道阳光中的紫外线可是改善心情的良好元素。

5. 及时药物治疗。一旦出现了抑郁症，就要找专门的精神科医生进行治疗，依照指示服药，不能讳疾忌医，以免贻误病情。

36. 不孤独：主动融入群体，才能获得更多的温暖

一个人不合群，会造成极大的危害，如影响人际交往，对自己的成长、工作、学习都是不利的，会成为一种阻碍，还容易导致心理疾病。如果发现自己有了孤独的迹象，就要主动走进群体，多参与集体活动。

女孩今年23岁，在一家单位从事财务统计工作，工作内容比较枯燥机械。

女孩从小就不太合群，朋友极少，到现在已经差不多没有朋友了。从毕业到现在4年了，一直在不停地找工作、换工作。通常问题都出在她的人际关系上，她不合群，老板都认为她没有团队精神，所以试用期一结束就被炒掉了。到现在为止，女孩的自信与自尊差不多已经降到了零，同事觉得跟她在一起很压抑沉闷，都不怎么跟她说话。

女孩对什么都没有兴趣，除了电脑以外。她喜欢与电脑有关的一切，喜欢上网下象棋。她总是没什么高兴的事，年纪轻轻的没有一点朝气和活力，都快忘了应该怎样笑了，成天脸上没什么表情，反应有点慢，记忆力下降……

在生活中，我们经常会遇到这样不合群的人，不合群不是一种个性，更不是耍酷，而是一种严重的心理疾病。

不合群的人，喜欢内向思维，即使有痛苦、有烦恼，也不会向人诉说，总是闷在心里，一个人承担。当这种苦痛聚集到一定程度，人的心理承受不了时，就会诱发心理疾病。严重时，甚至会导致精神崩溃；更为严重的是，不合群的人缺乏朋友的帮助和指点，容易对人和社会产生偏见，从而导致厌世感。很多不合群的人，就是这样走上自杀道路的。

不合群的性格，不仅有碍于和谐的人际关系建立，不适应现代社会生活的需要，对事业的成功也极为不利，还会使人在心理上缺乏安全感和归属感，形成退缩和孤独的心理障碍，有碍于人的身心健康。

不合群的人，是孤独的。可是，作为社会中的一员，我们需要跟他人相处，因此一定要让自己融入群体。那么，如何才能做到这一点呢？

1. 正确认识自己。在人际交往中，你对自己的认识越正确，你的行为就越自然，表现也就越得体，也就越能获得别人肯定的评价。这种评价对于帮助你克服自卑和自傲两种不利于合群的心理障碍是十分有利的。

2. 学会主动爱人。如果你期望被人关心和喜爱，首先就要关心别人和喜爱别人。关心别人，帮别人克服了困难，不仅可以赢得别人的尊重和喜爱，而且，由于你的关心引起了别人的积极反应，也会给你带来满足感，并增强你与人交往的自信心。

3. 掌握一些交际技能。不懂与人相处，由此而引起的消极情绪自然会影响你的合群性格。多学习一点交往的艺术，也有助于交往的成功。例如，多掌握几种文体活动技能，如打球等，让自己在适当的场合成为受别人欢迎的人。

4. 善于和其他人交换意见。合群性格的形成有赖于良好的人际关系，而良好的人际关系始于相互了解。人与人之间的相互了解又要靠彼此在思想上和态度上的沟通，经常找机会与别人谈谈话、聊聊天，讨论某些问题、交换一些意见，是十分必要的。

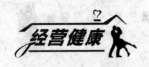

5. 保持人格的完整性。保持人格完整的最好办法，就是在平时的接人待物中，把自己的处事原则和态度明白地表现出来，让别人知道你是怎样一个人。如此，别人就会知道你的作风，而不会勉强你做不愿做的事，而你也不会因经常要拒绝别人而影响彼此的关系。

37．不幼稚：让自己成熟一点，言行
不能太幼稚

成长是每个人都无法避免的，就业、生活的压力也是人们必须面对和承担的，能躲过一时却不能躲一辈子。最好的应对办法就是，在成长过程中，让自己的心理也一起成长，用成熟的心态去面对和承担来自社会上的各种压力。

李丽虽然快 30 岁了，但依然像个孩子，整天穿着孩子气的 T 恤，不接触陌生事物和人。李丽属于婚前依赖父母、婚后依赖老公的人，只要丈夫出差，她就会跑回父母家睡。晚上看着黑漆漆的窗外、冷森森的墙，李丽一个人会害怕。

有一次，丈夫的同事到家里来玩，丈夫出门买菜，让李丽先陪着客人。结果，她却觉得手足无措，陪客人说了几句话，就借口买东西逃下了楼。

最近，小夫妻闹起了矛盾，起因是丈夫想要个孩子，可李丽死活不同意，理由是有孩子就等于有了累赘，而且她根本不会带孩子。丈夫感到很郁闷，过去觉得她性格单纯可爱，可年龄大了还是这副样子，就不好了。她怎么就不肯长大呢？

其实，在心理学上，这是"成人幼稚病"，是一种心理障碍。这种人一般

都害怕承担责任，到了结婚年龄却不想结婚，成了家后拒绝要孩子；有人已经为人父母了，大事小情还得请教父母……

在现代都市里，面对各种压力，越来越多的成年人拒绝长大，总想"装嫩"。他们为了逃避现实、逃避压力，潜意识里拒绝长大，渴望被保护，逃避现实，不敢承担责任。

装嫩是对年轻时光的留恋，他们是在追求一种童年期的安全感。这些人一般都无法接受现实中存在的压力，期待能像孩童时期一样得到别人的保护，行事幼稚、拒绝长大，其实这是一种"成人幼稚病"。

在面对巨大压力时，如果自己总想逃避，总想寻求避风港，总是以"我还小"之类的借口来逃避困难、原谅自己的错误，那就表示，自己在用外表的"装嫩"来表达"我还是个孩子"的心理，希望别人让着自己、宠着自己，这就是一种不健康的心理，就是一种病。

如果喜欢"装嫩"，就一定要注意了。因为时间长了，心理上就会产生不少的弱点：情绪化比较严重，不懂得为别人考虑，考虑问题简单，渴望被人接受又害怕被人拒绝等；责任感差，依赖性强，心理脆弱，优柔寡断，以自我为中心，小家子气等。不仅行事带有孩子气，渴望回归到孩子的世界，更有甚者，会沉溺于自己的幻想，拒绝长大……如此，不仅无法承担家庭责任，还会无法处理婚姻矛盾。

这种心态发展到极端，就会变成畏惧责任、缺乏自信。如何才能让自己改变这种状态呢？

1. 主动接受心理治疗。成人幼稚化是一种心理现象，无法用药物治愈，唯一的办法就是接受心理治疗。一个人多年养成的生活习惯和人生观，是无法仅用说教来改变的，需要找心理医生来进行专业的干预治疗。

2. 为自己的行为负责。摆脱"成人幼稚病"的最好办法是，迫使他们面对现实，学会为自己的行为负责。因为他们本身想要自由，但是觉得周围的人不信任他，因为他幼稚的做法无法让人放心，所以需要长时间建立责任感。

38. 不主观：尊重客观事实，不以个人好恶来判断

　　一天，一对年老夫妇前来拜访哈佛的校长，女人穿着一套褪色的条纹棉布衣服，男人穿着一套布制的便宜西装。想到没有事先预约突然造访，两位老人显得有些局促。

　　"我们想见校长。"男人用极为柔和的声音说道。看了他们的穿着和神情，校长秘书断定这两个人都是乡下佬，不可能与哈佛有什么业务往来。"他全天都很忙。"秘书想把他们打发走。"我们可以慢慢等。"女人急忙说。

　　秘书说，那你们就等着吧。结果，他们等了几个钟头，一点离去的意思都没有。无奈之下，秘书只好敲响了校长办公室的门。校长勉强答应了见他们。

　　女人看到校长，说："我们儿子在哈佛读了一年书，他特别喜欢哈佛，可他在一年前的一次意外事故中丧生了，我和丈夫特别希望在校园某处建一座纪念建筑来怀念他。"校长断然拒绝。

　　秘书说："你们知道建造一座建筑需要花多少钱吗？在哈佛，仅建筑物

就超过了750万美元。"听了秘书的话，两位老人低声商议了一下，说："建一所学校是要花这么多钱？那我们不如自己建一所学校好了。"

夫妇俩就去了加利福尼亚的帕拉托，为了纪念他们早逝的儿子，以自己的名字建了一所大学，于是就有了著名的斯坦福大学。

势利和傲慢的哈佛大学校长确实眼光浅薄，错失了一个让学校获得巨额捐款的机会，但也让他明白了一个道理：千万不能以个人好恶来判断是非，更不能以传统僵化的眼光来识人。

现实中，很多人都会以外表、学历或背景来评判一个人的价值。对人或事的判断，常常来自于我们的第一印象或刻板印象，一旦这些想法出现在我们的脑海中，就会被我们用来进行以偏概全的主观臆断，影响我们的判断与决策。

如果想从特殊性、重复性、普遍性分析他人的行为，就以历史资料为依据，而历史资料要具备较强的真实性与代表性。否则，很可能会错误地解释我们或他人的行为。

另外，有些非常规、例外的情形也可能导致错误解释，应该引起注意，比如：

1. 戴"有色眼镜"。当舆论或者主观上对某人有大量不利信息时，可能会先做出不利的判断，只注意他的消极品行，而看不到其优秀出色的一面。重视历史信息是应该的，但不要忘记公正的客观事实。

2. 旁观效应。造成旁观效应的原因，一是缺乏对自己的认识，把注意力集中在外部因素上，如生性孤僻的人总是认为所有人都不喜欢他；二是由于我们无法了解造成别人行为的外部因素，加上主观臆测，就认定他的行为是自身造成。多多了解自己，多站在别人的立场看问题，才会减少旁观与自身的落差。

3. 自我解脱。假如领导安排你负责一项新产品开发计划，经过来自科研、设计、生产和销售岗位的人员的共同努力后，你拿出的新产品得到上司赞同，投产销售也获得良好的绩效。怎样解释成功的原因呢？是你领导有方、主持得力的结果。如果销售失败了呢？怎样交代？你可能会说是下属的失误、销售不得力，甚至是上司盲目点头的失误。

39. 不骄傲：九牛一毫莫自夸，骄傲自满必翻车

谦虚的人，会让别人感觉到他跟大家是平等的，大家都乐于跟他们相处，互相学习，共同进步。骄傲的人看到的总是别人的缺点，以为只有自己才是最优秀的，别人都不如自己。跟骄傲自满的人交往，人们会感觉到他们对自己的不尊重，自然也就不喜欢跟不尊重自己的人打交道，更不喜欢与他们交朋友。人们都喜欢谦虚的人，不喜欢骄傲自大的人。

李琴是一名当红演员，自出道以来，凭借自己清秀脱俗的容貌和八面玲珑的处世方法，从一名默默无闻的配角，很快晋升为大片女主角，她的成功羡煞好多圈内人。而她自己也因此身价一路飙升，不仅购置了豪宅，每次亮相也显得意气风发、得意非凡。

李琴再也看不起其他人。每次拍片，她总会显得傲慢而自满，不仅耍大牌，还动辄就欺负一些刚出道的演员；面对普通的工作人员，更是趾高气扬。

一次拍片过程中，有个演员不小心打翻了桌上的咖啡，弄脏了李琴的裙子。她甩手就是一个耳光，还破口大骂。

这次大打出手被曝光，李琴收敛了一段时间，结果又爆出了更大的绯闻。本来许多人都看不惯她骄傲的神情和趾高气扬的架势，这次绯闻更加大了人们对她的厌恶。找李琴拍片的人越来越少，她也从当红女星变成了过气女星，身价一跌到底。更让李琴受不了的是，她再也无法支付自己每个月高昂的花费，似乎日子又变得像从前那样。

可是李琴也知道，现在和以前不一样。以前的自己最起码还有目标，有希望，她相信自己终有一天会火起来；而今，要想再次红起来，几乎是不可能的了。就这样，李琴的演艺事业从巅峰跌到低谷。跌入这个低谷后，她的人生再也没有了转机。

生活中，像李琴这样的人并不少见。这类人都有一个共同点：成功的时候太过得意、太过自满，目中无人，唯我独尊，孤傲不群，人们会逐渐远离他们，最终的结果肯定是失败。

有句古语："满招损，谦受益。"讲的就是，骄傲自满会让人遭受损失，而谦虚能使人受益。骄傲的人一般都心浮气躁，不会顾全大局，一叶障目，不见泰山，只会将自己封闭在自己的城堡里，看不到心灵之外的世界，就像井底的青蛙，更容易失败。

而谦虚的人则相反，他们踏踏实实地做事，有自知之明；他们知己知彼，明白自己的优点，也明白自己的不足；不居高临下，而是把自己放在和别人平等的位置，发扬自己的优点，改正自己的缺点，不断进步，所以容易成功。

虚心使人进步，骄傲使人落后。以谦虚的态度笑对世界，心灵才会健康，人生才会取得更大的进步。

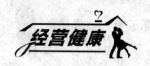

40. 不功利：功利心太重，失去的会更多

做什么都带着功利主义色彩，遇到损己利人的事就会绕道走。很多人之所以会喜欢这个"功利"的世界，就是因为功利的背后承认的是众人的努力。

上学时，需要什么就去读什么书，从不把时间浪费在无关紧要的书上；与人交往，利益永远排在最前面。

自私和功利是人的本性，从某种意义上说，在一定阶段，功利心确实可以让人充满动力，自信满满，做起事来事半功倍。但如果你是个功利心很重的人，最终的结局只能是失去的比得到的更多。

刘新研究生毕业后到大学教书。任教的第一天，刘新就给自己定了目标：要在三年内评上教授职称，实现升职、加薪。但对于一个刚步入教师岗位的人，教学能力和经验都严重不足，评教授职称根本没有希望。

起初，刘新表现得很谦恭，工作兢兢业业，做事也很认真负责，每天都腾出两个小时给学生备课，还关注当下的热点话题，在课堂上分享，开拓学生的思维，学生都很喜欢他的课。

刘新一直坚守教书育人的本分，辛苦熬了两年，终于当上了讲师。期间，他还成功申报了几个颇有难度的课题，完成得也很出色，得到了同事和领导的认同和赞赏。他认为也许自己再拼一点，就可以赢得教授职称。

第三年，刘新满怀信心，准备好了评职称所需要的材料。虽然他没有绝对的把握能一次评上，却没曾想，连公平竞争的机会都没有，硬是活生生被人刷了下来。

之后，刘新从同事那里得知，那个人之所以做什么事情都能如鱼得水，没实力也能甩掉一干出类拔萃的人、轻轻松松评职称涨工资，是因为他身后有背景撑腰。

刘新虽然极度嫉恨这类人，抱怨命运不公，但他不得不承认那人背景的强大。那时，他甚至感慨道：一个人拥有了好出身，人生就等于握住了一副好牌，无论怎么打都能赢得筹码，赢得鲜花和掌声。而自己的父母都是普通的工薪阶层，他自知没有人可以依靠，所以只能靠自己。

刘新认为自己得不到晋升和重用，不是因为自己不够优秀，而是平时没有主动与领导联络感情，在岗位上的存在感太弱，才常常被人忽略。后来，刘新变得越来越圆滑，越来越世故，没事总是围着领导瞎转悠，隔三岔五就到领导家串门攀谈，牢牢抓住每一次表现自己的机会……

刘新事事都想独占头功，只要是对自己有好处的事情，他都会义不容辞地包揽。可是，五年后，刘新依然是个毫无建树的小讲师，每天只会在领导跟前扮演笑面虎，盘算着如何讨他们的欢心，解决他评职称的困难。

刘新和领导的关系确实密切了不少，可他的教学水平却越来越差，上课死板无趣，学生觉得他为人功利，不近人情。刘新也慢慢失去了当初拼搏奋斗的热情，在功利心的驱使下，一步步变得自私和狭隘，甚至不知道这一生想追求的是什么。

我们确实需要为自己的目标去追求和努力，但在你还没有足够的才华与能力支撑起你的梦想时，先不要给自己太多的压力，更不能让自己带着超负荷的功利心前行。盲目地跟别人攀比，只会长他人志气灭自己威风，只会怀疑自己的能力和价值。

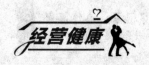

　　功利心越重，就越容易失去自我。总是抱着急功近利的态度，仅仅是为了满足自己的虚荣、彰显自己的与众不同，不达目的不罢休，过分计较得失，就会慢慢偏离正确的人生轨道，陷入浮躁、苦闷和彷徨。

　　要知道，人是活给自己看的，与其浪费时间和金钱去取悦别人，还不如拿来提高自己。让自己变强大，你的世界才能更大。

41．不奢侈：节约莫怠慢，积少成千万

　　郭小姐在上海某外企工作供职，是个年轻白领，月收入过万。郭小姐第一次出国旅游时，买了一款 LV 的手提包，从此在国际奢侈品上的消费就一发不可收。这两年只要有出国的机会，她就会穿梭于海外各大奢侈品商店"淘宝"，身上的钱包、鞋子、衣服、项链，几乎每件都是价格不菲的国际大牌。

　　像郭小姐这样年轻的奢侈品粉丝，近年来与日俱增。

　　我们一直都崇俭抑奢，可是不知从何时起，奢靡之风逐渐抬头，浪费现象悄然流行。

　　前几天，笔者偶遇"85"后的年轻朋友小新，看她那一筹莫展的样子，我就知道心里有事。问其原因，她吞吞吐吐地说："同事想向我借 1 万元买一条名牌裙子，我手上没这么多现钱，只能向父母求助。又不好开口拒绝，真不知如何是好。"

　　1 万元一条的裙子，对于 20 多岁、出生于工薪家庭的青年来说，的确是一笔高消费，更何况这样的高消费还要借款完成。借钱买裙子，着实不可取。

　　可是，如今越来越多的年轻人正在成为奢侈品的拥趸，奢侈品消费逐渐呈现出年轻化的趋势。一些年轻人甚至宁当"月光族""新贫族"也要追求

奢侈，追捧名牌，追逐时尚。

诚然，爱美之心，人皆有之。但是，如果是打肿脸充胖子，硬着头皮买奢侈品，使自己成为入不敷出的"月光族"，就有点过分了。

我们从小就被父母、老师告知，勤俭节约是中华民族的传统美德。可是，随着消费水平的不断提高，消费的差距也在逐渐拉大。奢侈品，逐渐成为国人追逐的对象，也是引起一系列问题的导火索。

从郭美美晒爱马仕被人肉出与红十字会的纠葛，到"奢侈品博物馆"官员，因家有奢侈品，被查出腐败行为，还有一些白领盲目跟风、过度消费……都折射出人们日渐浮躁的心态。

富裕阶层追求奢侈，平民阶层爱攀比，政府机关爱炫耀，再加上管理制度有漏洞，就出现了一系列怪现象：茅台成为官员指定酒，入围全球十大奢侈品之列；城市垃圾档次越来越高，用来充当面子工程的公园被荒废……如此种种都说明，奢侈病正在疯狂蔓延。

奢侈品没有罪，该反思的是追求物质奢侈的心态。

人云亦云的"品牌崇拜"，随波逐流的模仿跟风，说到底还是内心缺乏恒定的价值观支撑。因此，在日常生活中，一定不要丢了勤俭节约：

1. 量入为出，适度消费。一方面，消费支出应该与自己的收入相适应，自己的收入既包括当前的收入水平，也包括对未来收入的预期，也就是要考虑收入能力这个动态因素。另一方面，在自己经济承受能力内，要提倡积极、合理的消费，不能抑制消费。

2. 避免盲从，理性消费。在消费中，要尽量避免一些不健康消费心理的影响，坚持从个人实际需要出发，理性消费。

3. 勤俭节约、艰苦奋斗。勤俭节约、艰苦奋斗是我国的传统美德，是一种民族精神，而不是一种具体的消费行为。作为精神，它是永远不过时的。

4. 拒绝攀比。奢侈品越来越受到年轻人的喜爱，攀比心理是重要原因。有的年轻人宁可用省吃俭用攒下的薪水去购买价值不菲的名牌包，然后提着

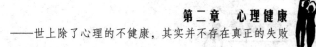

名包去挤公交车，为的就是在周围人眼中展示一下"我也是奢侈品消费圈里的一员"；有些刚刚工作的年轻人每月花几千元去买名牌化妆品，虽然每天起早贪黑、早出晚归，根本没有时间使用，也不过是为了暗示自己也是顶级消费阶层中的一员。

42. 懂付出：不付出就想得到想要的仅是个神话

在这个世界上，没有天上掉馅饼的好事，也没有无缘无故的收获。如同要想秋天收获必然需要春天耕种、夏天浇水一样，获得之前必须要有足够的付出。

许多年前，有两个就读于斯坦福大学的学生，家境贫寒，靠打零工维持自己的学业。可是，他们的收入非常有限，为了多挣点钱交学费，他们想为大钢琴家伊格纳希·帕德鲁斯举办一场钢琴独奏音乐会。

当他们将自己的愿望说出来的时候，伊格纳希·帕德鲁斯的经纪人却要求他们支付 2000 美元。对于两个穷学生来说，这笔钱简直就是文数字，但他们还是答应了下来。

为了扩大宣传，两人非常卖力，可是尽管他们拼命地宣传，但来听音乐会的学生还是很少。音乐会结束后，他们清点了一下收入，只有 1600 美元。他们想尽所有办法，最后还是没有借到分文。

三天后，两人只好把这个坏消息告诉了伊格纳希·帕德鲁斯，并把 1600 美元全部给了他。同时，他们还附上了一张 400 美元的空头支票，并许诺会尽快把剩下的 400 美元挣到还给伊格纳希·帕德鲁斯。

两人一分钱都没有，没有能力再支付学费，大学生涯似乎也走到了尽头。了解到他们的困境之后，伊格纳希·帕德鲁斯撕掉了那张 400 美元的空头支票，然后把 1600 美元还给了他们，并对他们说："从这 1600 美元中，扣除你们需要的学费和食宿费；然后，在剩下的钱里再各拿走 10% 作为你们辛苦工作的报酬，剩下的归我。"

　　多年之后，伊格纳希·帕德鲁斯当上了波兰总理。为了让经过第二次世界大战洗礼的成千上万饥饿的人民能吃上饭，他付出了艰苦的努力。他向当时美国食品与救济署的负责人赫伯特·胡佛请求帮助，并很快得到了答复。不久，上万吨粮食运到了波兰，人民得到了救助，伊格纳希·帕德鲁斯受到了波兰人民的爱戴和尊敬。

　　当伊格纳希·帕德鲁斯对胡佛的帮助表示感谢时，胡佛却说："你不用感激我。正是因为你当初的慷慨付出才有了今天的我，我只不过是把当年欠你的还给你罢了。"原来，胡佛正是当年的两个穷学生之一。

　　伊格纳希·帕德鲁斯一次无意中的付出，不仅换来了波兰人民的粮食，更换来了自己更好的前途。由此可见，付出的同时，也是为自己的未来进行储蓄；此刻所做的所有，将来的某一天、某一地点都会以某种形式连本带息地获得。

　　付出更多，获得的回报也会更多。永远多走一里路，永远多付出应当付出的，一定会获得加倍的利息。

　　只付出而不问回报，任何事情都可以做成，也没有什么地方到不了。本杰明·富兰克林曾说过："善待别人，就是善待你自己。"任何形式的付出，早晚都会得到应有的回报。

　　生活中，懂得付出的人往往更受欢迎。当你不断地主动为别人付出时，别人定会把你当作知己。一旦你遇到困难，他们多半都会伸出援助之手，真诚地为你提供帮助。

　　每个人的人生经历都有限，任何人都无法仅靠自己的经验去解决所有问

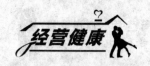

题。付出，不仅能够为自己积累人脉，更可以获得自我提升。

帮助别人、为他人付出的过程中，不仅可以使自己获得一份感激与支持，还能在别人的人生经历中历练自己，让自己学到尚未掌握的经验，为自己的人生积累成功的资本。

43. 懂分享：分享的幸福是双倍的幸福，分担的痛苦是一半的痛苦

分享是一种境界、一种智慧、一种升华，懂得分享的人，心胸会变得开阔，人生也会越走越远。

美国微软公司董事长比尔·盖茨曾说过："每天清晨当我醒来，我便思索着如何与他人分享我的快乐，因为那会使我更快乐。"比尔·盖茨是这样说的，更是这样做的。他把自己的研究成果贡献给社会，甚至把自己的财富拿出来与他人共用。

分享是不断完善自我，是人格品德的一种升华。在一定程度上来说，甚至对推动社会进步、促进社会文明，还有着积极作用。

分享宛如一剂催化剂，我们的生活也会因分享而快乐，因分享而美好，因分享而精彩。

智德禅师在院子里种了一株菊花，三年后的秋天，院子里长满了菊花，空气中花香四溢，香味一直传到山下的村子中。来到禅院的信徒都不住地赞叹："好美的花儿啊！"

一天，有人问智德禅师："你能送我几棵花栽到自家院子里吗？"智德禅师答应了。智德禅师亲自动手挑选开得最鲜、枝叶最粗的几株，挖出来

送到对方家里。消息很快传开，人们都来跟他索要菊花栽种，络绎不绝。没过几天，院里的菊花就都被送出去了。

往日的红火热闹不再，弟子们看到满院的凄凉，忍不住说："真是太可惜了，这里本来应该是满院的菊花。"智德禅师微微一笑，说："可是，你想想，这样不是更好吗？三年后，整个村子都会有菊香了。"弟子听师父说完，脸上的笑容立刻如菊花一样灿烂起来。

智德禅师说："我们应该把美好的事物与别人一起分享，让每个人都感受到这种幸福。即使自己什么都没有了，心里也是幸福的，因为这时我们才真正拥有了幸福。"

智德禅师将一院子的菊花香变成了满村子的菊花香，这种与人分享的快乐永远比自己一个人享受要快乐得多。

分享可以让我们的幸福感增强，想要获得更多的幸福，最好的方式就是主动与他人分享。只注意自己，就会失去更多；冷漠对待他人，他人也会冷漠待你。

假如你有一个苹果，与别人分享，别人可以拥有跟你一样的快乐；下一次别人手里有个橘子的时候，也自然会想到你，甚至有更多的事情愿与你分享。失去一个苹果，换来的却是在别人心中不一样的感觉，会让你收获更多的幸福。

真正的幸福，不仅是自己心里幸福，而是让所有人都感到幸福。分享可以让一个人的幸福变成一群人的幸福，空气中弥漫的都是幸福的味道，才能更幸福。不要总想着自己，要把美好的东西拿出来，主动与别人一起分享。

当你看到别人脸上洋溢的笑容时，你就会体会到：与别人分享幸福比独自占有幸福更幸福。在与别人分享自己的幸福时，往往能获得更多的幸福。"独享不如共享，共享之乐远胜于独享之趣。"幸福不会越分越少，只会越分越多。

44. 懂感恩：有一颗感恩心，你会更健康

　　感恩之心是一种美好的情感，是生活幸福的催化剂，是事业成功的原动力，是一个人走向高贵、还原纯真的净化器。常怀感恩之心，会减少抱怨牢骚、烦劳仇恨，心胸也会就变得宽广和舒畅起来。

　　马上就要过年了，一对夫妻上了火车。可是，他们却发现有一位女士坐在他们的位子上。丈夫示意妻子坐在女士旁边的位子上，却没有请那女士让位。妻子坐定后仔细一看，发现那位女士右脚有点不方便，才了解到丈夫为何不请她起来。

　　丈夫从北京一直站到大同。下车之后，心疼丈夫的妻子就说："让位是善行，可是起点到终点那么久的时间，中途大可请她把位子还给你，换你坐一下。"丈夫却说："人家不方便一辈子，我们就不方便这三小时而已。"妻子听了很受感动，觉得世界都变得温柔了许多。

　　"人家不方便一辈子，我们就不方便这三小时而已。"多么浩荡大气、慈悲善美的一句话。将善念传导给别人，可以影响周遭的环境，让世界变得善美、圆满。

　　美国有心理学家宣布："感恩心理有助于身心健康。"不论是对父母、配偶、

子女、朋友的感恩，还是对上苍、大自然、社会甚至陌生人的感恩；不论是用说的、写的表示感恩，还是采用默默地、自言自语的方式，都明显有助于身心健康，能有效减轻抑郁症状。

因感恩心理而产生的感激、满足、愉悦等积极心情，都可以有效促使大脑加速释放出让人"愉悦"的化学物质，让人感到快乐。

同时，大脑还会大量地分泌一种激素——催产素。催产素具备放松神经系统的作用，能缓解焦虑、紧张、沮丧等心理压力，进一步使感恩者长时间保持心境平和。而这种积极心态，不仅有利于增强人体免疫功能，还能刺激病体更快康复。

研究发现，每天坚持10分钟发自内心的"有效感恩"，抑郁症状会明显减轻，康复时间也会有所缩短。调查后指出，孩子从小学会感恩，其睡眠情况、心理状态和整体发育水平等，都比从不感恩的同龄孩子更好，较少出现抑郁、焦躁等负面心理，也很少参与殴斗等暴力行为；他们的朋友较多，婚姻也相对更为幸福、稳定，对生活的满足感较为长久，更能跟社会和谐相处。

加州大学研究者指出，感恩可以促进孤独症患者与他人或社会的积极联系，还可以使得更多缺乏社交技巧的人缓解孤独的压力。如今在每年的感恩节上，美国的许多社区都会开展"每天感恩10分钟"或"今天就开始感恩"等活动，都会吸引数以千万的参与者。

45. 能坚持：坚持下去，你就会收获更多

成功本身并不难，难的是成功之前面对失败的精神品质。

人生是一场搏斗，敢于搏斗的人，才可能成为命运的主人。

在山穷水尽的绝境里，再搏一下，也许就能柳暗花明。

在冰天雪地的严寒中，再搏一下，也许就能迎来温暖的春风。

市村清池是日本名人，青年时代做过富国人寿熊本分公司的推销员。为了早出成绩，他每天到处奔波拜访，可是开始的几个月，一张合约都没签成，因为保险在当时是很不受欢迎的一种行业。

市村清池努力工作了 68 天，结果没有领到任何薪水，只有少数的车马费。即使他节约一点过日子，依然连最基本的生活费都没有。最后，已经心灰意冷的市村清池同妻子商量，准备连夜赶回东京，不再继续卖保险了。妻子却含泪对他说："一个星期，只要再努力一个星期看看，如果真不行的话……"

第二天，市村清池又重新鼓起勇气到某位校长家拜访，这次他终于成功了。后来他曾对当时的情景进行了这样的描述："在按铃的时候，我之所以提不起勇气，是因为我已经来过七八次了，对方都觉得不耐烦了。这次再打扰

人家，人家一定不会给我好脸色。没想到，对方这个时候却已经准备投保了，只差一张契约没签。假如那一刻我过门不入，契约也就签不到了。"

在签了那张契约后，不少契约接踵而来，而且投保的人都是主动投保。看到这么多人自愿投保，市村清池勇气倍增，仅用了一个月，业绩就一跃成为富国人寿的佼佼者。

山穷水尽疑无路，但是可敬的市村清池却坚定执着地往下走了一步，终于迎来了柳暗花明又一村。在历史长河与现实的生活中，出现过很多为理想为事业奋斗的人，可是很多人都在离成功一步之遥时却停止了脚步。面对失败与困难，气馁、放弃、功亏一篑、功败垂成，着实令人痛心与惋惜。其实在生活中，像市村清池这样的人还真不少，他们都在艰难困苦中坚持自己的理想，不到成功，不言放弃。

生活中，有些人总是哀叹自己时运不济，无论任何事都不能如愿。事实上，真正失败的原因是，不管做任何事，只要一遇到挫折，他都会半途而废。可是，接手他那份工作的人，却因自己不断地努力，反而能获得圆满的成功。

并不是这个人运气差，只是因为他欠缺耐心，欠缺执着。不管做任何事，只要半途而废，前面的辛苦就等于白费。不管做什么事，只要主动放弃了，也就再没有成功的机会。

只有不放弃，才会拥有成功的希望。有99%想要成功的欲望，却有1%想要放弃的念头，那也是没有办法成功的。

只有经得起风吹雨打及种种考验，才能成为最后的胜利者。不到最后关头，绝不要轻言放弃，要一直不断地努力下去，求取最后的胜利。

46. 敢承担：敢于承担责任是心理健康的重要标志

责任就像一路上潜藏金币的顶墙，每闯过一个难关，就能赢得撞击一次的机会。累积的金币越多，担负责任的能力也就越大、肩膀也就越宽阔，才更有资本面对盛宴般的生命，走上前去享用生命的精彩。

一天，我们和好友李琴一起去美发中心，找了朋友推荐的理发师帮李琴打造一个新发型。

李琴坐下后，理发师认真地问："有没有一个理想的发型模板？"李琴回答说："没有。只想要短发，听说你很专业，看着办就行。"理发师受了鼓舞，打量着李琴的头型，开始构思，几剪子下来，李琴的中长发短到了齐耳。

李琴看到后，惊叫一声："谁让你剪这么短的？"理发师一下子懵了。紧接着听到李琴一声："算了，你随便剪好了。"理发师继续削薄，修边，重塑刘海。李琴闭着眼睛，一直叹气，最后抿着嘴一脸气急败坏的样子。我们站在边上看着李琴的新发型，无论怎么看，都觉得造型师的功底不一般，把李琴的脸型衬托得颇具干练气质。

李琴睁开眼睛，戴上眼镜定睛看了一眼，眼泪都几乎要掉下来了，激动地吼了一句："你怎么把我剪成这个样子？我不想要这么短，我想要《重返20

岁》女主的造型。我也不想要刘海，你没看到我皮肤会冒油长痘泛光吗，这个发型根本不适合我。"

美发室的空气凝固了，理发师懵了一阵，开始道歉。李琴付完钱，愤然离开。那一整晚，李琴都一腔怒火，满心认为自己应该是这个城市里最倒霉的人。

认识李琴多年来，我慢慢了解到她身上的一种特质：她根本不清楚自己想要什么，对于想要的事物总是想象得不够具体，常常感到失望。内在情绪波及外在行为，她觉得自己就是一个倒霉鬼。这种心理投射是致命伤，辗转到语言上就会变成口头禅"这种事只会发生在我身上"。这样想，理所应当地就会将自己应负的责任往外推，把自己的压抑拘谨归咎于命运造化弄人。

很多人遇到事情时，总喜欢把自己摘得干干净净，而把责任推给他人。在不喜欢承担责任的人看来，这是一种自我保护。可是，这样做却不妥。喜欢推卸责任，不仅仅是一种道德问题，更折射出了当事人的不健康心理。

拥有这种心理的人，一旦某件事情做得不好，就会觉得是父母的原因、朋友的原因、同事的原因、伴侣的原因、制度的原因、环境的原因、社会的原因……总而言之，原因很多，唯独没有自身的原因。

这种习惯性反应最潜移默化的深层恶意，会让人不知不觉放下所有戒备和努力，一心只在寻找自己没有做成事情的原因，而且让寻找和结果形成一种习惯性应对。

在心理学上，有两种心理问题跟推卸责任相关：一种叫人格失调，一种叫精神官能症。有人认为，人格失调患者喜欢把责任推卸给他人，而精神官能症患者喜欢把事情失败的归因揽在自己身上。长时间将事情归咎于外因和内因，都是对事情本身的一种误读，更是对人生的一种误读。

很多人都不想承认和面对事实本身，害怕看到自己在某件事情上的丑态和失职，但越逃避越偏离，越偏离就越无法靠近理想之境。因此，要想拥有健康的心理，就要先从承担责任开始。

第三章

生活健康——采用健康的生活方式，会让你的生活更美好

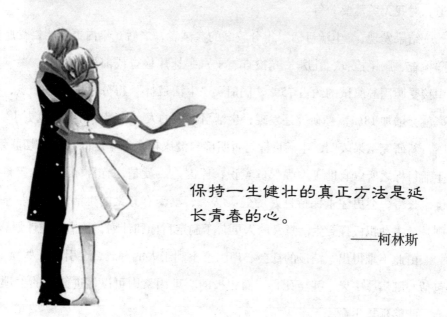

保持一生健壮的真正方法是延
长青春的心。

——柯林斯

47. 明确目标：树立明确的生活目标

有这样一则实验：

密歇根大学埃里克·金博士及其同事对 7168 名年龄在 50 岁以上的美国参试者的多项健康数据展开了深入分析，调查项目包括与生活目标有关的问题，比如，是否赞同"我有方向感，生活有目标"和"我的日常活动微不足道，对我无关紧要"等。

结果发现，"生活目标"得分较高的参试者，之后 6 年内更可能接受胆固醇检查、肠镜检查、乳房 X 光检查、子宫颈抹片检查或前列腺检查。参试者中接受胆固醇测试的约占 75%。同时，"生活目标"得分每增加一个点，比率就会增加 18%。新研究还发现，生活目标强的人，住院的可能性也更小。

新研究结果表明，生活目标是否明确与健康检查概率之间存在密切联系。生活目标之所以有助于增强保健意识，原因之一就是，有目标的人希望自己健康长寿，会更注重保持良好的健康状态，享受有意义的生活；而另一原因则是，主动积极探寻生活意义的人更善于制定目标和计划，包括保健计划。

由此不难得出，消极的社会心理因素不利于人的健康，会引起一些疾病，包括心脏病、中风，甚至死亡；而积极的心理因素则可以促进健康的生理功能，能够延长生命。

早在很久以前，拥有明确坚定的人生目标就被认为是生活的一个重要方面，能够给人带来动力。生活目标对健康长寿具有重要的影响，对于老年人的影响更大。

　　实用心理学家克留奇科夫作了如下解释：所有的成功人士，在年轻时都知道自己想要做什么。他们给自己定下了明确的目标，并坚持不懈地向着这一目标迈进。可是，为了实现这一目标，他们耗费了人生最美好的年华，退休后感到身体不适，年龄和身体状况似乎不允许他们再追求新的目标。这样，隐藏在潜意识里的自毁机制就会悄然启动，甚至使死亡成了唯一的目标，结果身体每况愈下，这就是人在退休之后容易生病衰老的一个重要原因。

　　任何一个人，特别是退休的人，为了健康长寿，为了活得更有价值，都要确立切实可行、积极进取的生活目标。当然，退休后的生活目标，务必以老有所养、老有所学、老有所为、老有所做、老有所乐为指导，务必坚持顺其自然、循序渐进、量力而行的原则。

48．生活规律：有规律的生活是健康的秘诀

生活是什么？是柴米油盐，是酸甜苦辣，是无穷地奔波，还是尽情地享受……

有人说，生活，就是生下来，活下去。

有一次，我问李姐，生活是什么？她告诉我："生活，应该有琐碎、有烦恼，也有欢乐、有滋味，更有憧憬和希望，生活应该有张有弛，像首诗一样。"

李姐今年40岁，可是在外人看来，她体态轻盈，身材、面容姣好，活脱脱就是一个年轻姑娘。和别人一样，李姐家里也有四位老人，还有一个正上小学五年级的儿子。可是，心思细腻的李姐，硬是将柴米油盐的生活过成了一首诗。

在工作室的窗台和书案上，摆着几盆多肉植物。每次为工作烦恼、压力大了，或者思路不清晰时，李姐都会停下来，去侍弄那些绿植，它们精灵可爱的样子总会让她精神放松。

结束了一天的工作，李姐还会去做瑜伽，不是为了减肥，纯粹是一种爱好。晚上9点钟，李姐会准时躺在床上，敷一个自己DIY的面膜，听一段舒缓的音乐，然后慢慢地进入梦乡。

李姐从来不定闹钟，因为她总会在早上6点钟准时醒来，在床上伸伸懒腰，然后起床、洗漱，精心为家人准备一顿丰盛的早餐。然后，新的一天就这样有条不紊地开始了。

不仅如此，李姐和爱人之间保持和谐的夫妻生活，不禁欲也不纵欲，两个人结婚十几年来，始终非常和谐。

可以说，如今四十岁左右的人压力最大，上有老下有小，每天睁开眼睛都是无尽的烦恼，很多人的生活就是"忙、忙、忙"，最终，赢得了生活，垮掉了身体；甚至，很多人即便输掉了健康，也没有换来事业上的成功。

但是，李姐就是一个例外，在年终体检报告上，她的身体毫不逊色于20岁的小姑娘。若问李姐保持健康的秘诀，答案就在于她有规律的生活。

有条不紊、有规律的生活，才是最佳的生活状态。现代科学证明，人体内的所有活动都可能产生有规律的周期性变化，而规律性的生活可以使机体形成条件反射，让各器官组织的生理活动不致疲倦地长时间进行。经常"开夜车"，必然会影响工作效率和身体健康，也就是我们平时所说的"神疲心易役，气弱病相侵"。

培养规律性生活习惯的最好办法就是，主动安排好日常生活节奏，每日定时睡眠、定时起床、定时用餐、定时工作学习、定时锻炼身体、定时洗澡、定时排便等，通过井井有条的生活安排，让自己充满活力、精神饱满地投到工作和学习中，保证健康长寿。

有规律的生活最好做到以下几方面：

每天起床和入睡的时间应该有规律，成年人保证每天7~8小时的睡眠；

工作、学习、劳动的时间有规律，不"开夜车"，不过度劳累；

一日三餐有规律，定时定量，不偏食，不多食，注意饮食卫生；

不强求午睡，有条件的，中午可平卧休息，减轻心脏负担；

每天应尽量定时排便，保持腹中舒畅；

早晨和晚间应适度参加力所能及的体育健身活动；

每天有放松、娱乐、阅读和交谈的时间；

保持情绪的相对稳定和乐观向上的心态；

安排好休闲时间；

夫妻间保持适度的性生活，不纵欲，不禁欲；

有规律的生活是远离过度疲劳的有效方法。

49. 多洗头：清清爽爽，效率高

你多久洗一次头？调查发现，很多人都保持着一周两次左右的频率，他们认为频繁地洗头对身体不好。但小周却是个例外。

小周是一家外企的人力资源主管。工作中，她是女强人；在生活中，她是长发及腰、巧笑兮颜的温婉美女。每天回到家中，结束了一天繁重的工作，小周都要泡一个热水澡，将头发和身体洗得干干净净。瞬间，她会觉得自己的身体轻松了很多。

忙了一天，头昏脑涨，如果此时冲一个澡、洗洗头发，瞬间就会清醒了很多。西方发达国家洗发频率为每周 6.4 次，日本为每周 5 次，香港为每周 7 次。而在我国内地，每周的洗发率却相当低，即使在城镇地区，平均每人每周也只有 2～2.5 次。那么，何种方式才是最健康的呢？

中国健康协会曾建议人们，养成每周洗头 3～4 次的卫生健康习惯。可是许多人，甚至包括卫生工作者仍然误认为每周洗头 1～2 次为宜，说明人们对头发保健还存在着许多误区。

资料表明：西方发达国家的人洗发频率为平均每周 6.4 次，几乎天天洗发。不少外国人对我们每周只洗一次或两次头发感到非常不解，因为在他们眼里，头发是一个人的"第二性"。头发代表了一个人 50% 的魅力。

保持头发清洁是头发健康的基本条件。头发经常会受到污浊的空气、尘埃等侵袭，堆积的污垢会增加头发之间的摩擦，损坏头发，使头发变得暗淡、干燥、开叉，失去原有的光泽和柔顺，甚至断裂脱落。同时，过多的油脂也是真菌、细菌的培养基，能间接引起头皮增多。因此，要想拥有健康漂亮的头发，首先要从天天洗头开始。

当然，我们鼓励大家天天清洁头发，也不是说每种发质的人都要天天洗头。油性发质中的油脂会使头发变得厚重，易沾染灰尘，应该天天洗头；干性和中性发质者，虽然不强调天天洗头，但也应根据天气、出汗量的变化保持每周洗头 4 次以上。

目前我国有些城市的污染相当严重，出门一天，头发就会沾上很多细菌和污物，直接影响个人卫生及头发的光泽和健康。因此，适当增加洗头频率还是很有必要的。

但需要注意的是，早晨出门前洗头是不可取的。尤其是在寒冷的冬季，头发没有擦干，头部的毛孔开放着，很容易遭受风寒，轻者也会患上感冒头痛。经常如此，还可能导致大小关节的疼痛，甚至肌肉的麻痹。

如果有晚上或早晨洗头的习惯，一定要注意擦干再睡或者擦干再出门。女士洗完澡后一定要注意擦干身体和头发，避免寒邪和湿气乘虚而入，罹患头痛、颈腰背痛，甚至引发一些妇科疾病。

50.愉悦心情：每天保持一份好心情

父亲的一个同学在部队当干部，政绩不错，每次提级晋衔都有他。转业到地方后，当上了厅级干部。可干了几年，单位实行精简，便落到了他头上。他一时想不通，病倒了，吃药、打针、住院都不行。病情一天天加重，不到一年时间，就去世了。

还有一个父亲的同学。他总是心胸开阔，对什么事都想得开，从不钻牛角尖，豁达得很。几十年来，虽然经历了无数坎坷，仍然整天乐呵呵的，70几岁了，身体却像小伙儿一样棒。

由此可见，心情对健康起着决定性作用。

马克思说过："一种好的心情，比十副良药更能除去身心的疲惫和痛苦。"在所有对人体不利因素的影响中，最能使人短命夭亡的就是不良的情绪。长期情绪忧郁，恐惧悲伤，嫉妒贪求，惊怒激昂，或情绪紧张的人，要比精神状态稳定的人容易罹患疾病，如高血压、冠心病、神经衰弱、抑郁症、慢性胃炎、癌症等。

良好的心情是一种有助于人体健康的力量，当人精神愉快时，中枢神经系统就会处于兴奋状态，人体处于消化、吸收、分泌和排泄的良性循环，保持正常的新陈代谢。不仅食欲好，睡眠香，而且思维敏锐，精力充沛。

另外，良好心情创造的医疗效果也十分可观。医生们有这样的经验：类似的疾病，没有精神负担的病人，要比有精神负担的病人痊愈得快。一个人患病后，若对自己充满信心，用不屈不挠的精神同疾病做斗争，则能加速身体康复；意志消沉，情绪沮丧，则无力驱邪，病情往往会严重恶化，且多产生并发症。由此可见，心情的好坏直接影响着治疗效果。

在现实中，令人难以承受的大意外毕竟少之又少，小麻烦却接连不断，要想做到"天天好心情"，还真是不容易。长时间的情绪低落会侵蚀你的力量，甚至还会影响健康，因此一定不能让那些小事影响了你的情绪。

1. 保持一颗爱心。保持一颗爱心，对家人时刻关爱、对弱者施以援手，能让人永远充满活力，积极乐观。

2. 锻炼自己的注意力。注意力集中的人，看起来会更加朝气蓬勃、精神饱满。因此，做事情一旦开始，就要全身心投入。

3. 为自己找个榜样。要学习的事情很多，很多人会觉得无从下手。其实完全可以针对最近的目标，树立一个典范，如跟着某个朋友一起减肥，引导自己往前走。

4. 体会他人的心情。喜悦和欢乐经过分享，快乐的程度就会扩大，所以要试着去感受和分享他人的心情，让自己的心更柔软、更敏锐。

5. 勇敢挑战新事物。要想保持年轻、积极的心，最好对新鲜事物保持高度关心，并且试着挑战，不断地给自己带来成功的喜悦。

6. 相信所有都会好的。办法总比困难多，遇到挫折时，一定要给自己正面暗示，把生活重组一下，就能看到美丽的风景。

7. 珍惜所有的朋友。所有出现在你生命中的人和事物，哪怕只有一面之缘，也有利于人生，接纳他们，就有机会遇见更多美好的事物。

8. 吃饭别太饱。美食让人开心，但不能将食物当成消除烦恼的工具。在吃到太撑之前停嘴，会带来更加美好的回味。

9. 对生活不要太敏感。虽然健康的生活方式很重要，但也不要过于敏感，偶尔吃吃路边摊、睡个大懒觉，也会有不一样的乐趣。

10. 和朋友一起运动。运动是快乐的源泉，可以约上朋友一起运动，不仅能督促自己，还能分享大家的快乐，化枯燥为神奇。

11. 能走路就走路。赶车、挤地铁，会让脑子处在难以放松的高压状态。如果时间允许，不妨早两站下车走一会儿，心情会舒服很多。

12. 保持适当压力。沉重的压力必须调整，但也不能完全没有压力，如果每天无所事事，只会让你身心疲惫、失去乐趣。

51. 业余爱好：培养一两项业余爱好

王蕊是一名普通的上班族，跟其他同事一样，每天奔波忙碌于办公室内外，行程安排得紧紧的，总想找个缝隙休息，可一旦闲下来，却无所事事、内心空空。

张伯伯 2016 年退休，没有了工作压力，子女也不需要照顾，本可以自得其乐，他却终日为无事可做发愁。

……

外面的世界丰富多彩，很多人却感到六神无主，究其原因，就是因为缺乏兴趣爱好。

如今，人们都在拼学习、拼事业、拼人生，兴趣爱好不仅被认为没有实际意义，而且由于人们都在忙着应付"进步"，天性中的好奇心也被逐渐抹杀殆尽。

没有爱好的人就没有生命力，也许你表面看起来什么都有，但当我们卸下外部一切、面对自己时，没有爱好的人就会备受空虚、孤独、无意义的煎熬。

反观那些能自娱自乐的人，有一件持之以恒并让自己全心投入的爱好，愿意奉献时间、精力，即使不挣钱，却也收获了满足和喜悦。有益的爱好使人健康长寿。

张学良是现代中国历史上的一位独特的政治人物，有着不平凡的人生经历，被幽居 50 余载，是一般人都承受不了的，但他竟能保持长寿健康。这一点，跟他的三大爱好有很大关系。

张学良非常喜欢垂钓。幼年时，就爱上了垂钓，经常会邀一些垂钓迷去河边湖畔钓鱼。1930 年，他在沈阳筹建东北大学时，特邀著名教授张伯苓担任东北大学董事。两人经常结伴去沈阳南湖钓鱼，缓解身体疲惫。震惊中外的"西安事变"发生后，1937 年 1 月 13 日，张学良被软禁在浙江奉化雪窦山。这里溪流飞瀑，湖泊众多，张学良每天都要同赵四小姐去武林公园垂钓，通过垂钓强身健体，随时准备重返沙场。

当年在德国学习航空驾驶时，张学良喜欢上了网球运动，经常会去网球场挥拍上阵，练得一身很不错的球艺。回国时他带回一副高质量的网球拍，从此这个网球拍便与他相伴。

此外，弈棋作为一项体育活动，也深得张学良先生的喜爱。尤其是进入暮年后，张学良时常邀棋友对弈，雅兴上来时，一边下棋一边还会轻声哼唱京剧助兴。

爱好，特别是良好的爱好，会使生活之舟鼓满风帆。为了您的身心健康，请至少培养一种爱好，而健康的身心正是快乐的唯一依托与内在体现。

爱好可以给人一种对快乐的期望与感受，而且爱好越是强烈，这种期望与感受也越强烈。兴趣和爱好都是人不可或缺的，它们对人的需求是一种满足、调剂与丰富。任何需求得到满足，都会给人一种愉快的感觉。

爱好不是特长，更不需要专业，培养一个爱好，每个人都容易做到。我们提倡，人至少要有一项爱好。努力培养自己对厌烦事物的兴趣与爱好，是享受快乐的一大良方。

首先，要找到自己的兴趣点，探索和发现自己对什么有好感。找到方向后，要了解这个领域的标准，看看身边有什么人能带你入门，多跟圈子里的

人聊，分享自己的心得。

其次，做好心理准备，不要求全责备，要保持耐心，给自己充足的成长时间；同时，要爱之有度、好之有节，处理好工作与业余爱好的关系。

最后，需要注意的是，爱好无须意义，对爱好不必分等级，爱好什么都不必自轻、自傲，只要自己能从中找到快乐就够了。如果把爱好变成负累，就有违爱好的初衷了。

52. 侍弄花草：养些花草植物跟自己作伴

在钢筋和水泥搭建的城市中，植物犹如大自然为人类开具的一张"处方"，无时不在为人类的生机和健康保驾护航。尤其是对于上班族来说，每天8小时以上的时间是在办公室里度过的。日复一日面对着相同的办公环境，忙碌着重复性很高的工作，人难免会产生烦闷和压抑情绪。那么，就不妨摆上几盆绿色植物吧。

侍养花草有助于身体健康，也是越来越多的人崇尚的一种养生方式。研究证明，侍养花草，不仅有助于调剂人的精神生活，还有利于身体健康。对普通人来说，每天做半小时园艺堪比进健身房，不但能燃烧更多卡路里，还能使人心情愉快。

小果是位热爱生活的女士，她的家不大，但是经过灵巧的双手一拨弄，原本狭小不堪的房子，变得温馨舒适。

小果居住在一楼，还有一个十平方米左右的小院子。邻居们都是将这个小院子作为储物间，把一些不用的东西堆在那里，当然也有人把它作为菜园子。小果却没有白白浪费这个小空间。小果和女儿一起动手，种了一些绿植，让整个小院子显得生气勃勃；她们还在一个角落里种了一棵葡萄树，搭上葡

萄架，葡萄架下，是母女两个最爱的摇椅。

下班回到家中，小果总会静下心来，跟女儿一起到小院子里，给这些绿植拔拔草、浇浇水。有时，会静静地坐在摇椅上，看着赏心悦目的绿植，所有的疲惫和压力也就慢慢消失了。周末，母女俩会坐在摇椅上，看看书，聊聊天，沐浴着阳光，感受生活的美好……

植物是大自然给予人类的馈赠，而我们又赋予了它文化的韵味。自然和人文结合的美，能够带给我们身心的享受和愉悦。

绿色代表生机与希望，办公室摆上几盆绿色植物，可以营造清新美观的小环境，调节心情、缓解压力，还可以吸收电磁辐射和有害气体、净化空气……随着上班一族健康意识的增强，用绿色植物装扮办公环境成为一种潮流，市场上也随之出现了各种适合在办公室或办公桌上摆放的绿色植物。如今，在写字楼办公区，在办公室桌上、窗台放盆花草已屡见不鲜。

办公室一族整天都在办公桌前忙碌着，并承担着较强的工作压力和心理压力，如果办公室空气流通不太好，就会感到大脑缺氧。培养一盆绿植，可以缓解疲劳和压力。科学研究显示，办公桌植物可以缓解压力，改善疲劳、头疼、咳嗽、喉咙干痒等症状。

53. 打扫卫生：喜欢上家务，及时清理居家卫生

下班之后你会做什么？

越来越多的年轻人会选择出去喝酒、玩，回到家之后，胡乱收拾一下就直接上床睡觉了。

有些年轻人把自己收拾得干净利索，可家里却乱七八糟，被子不叠、垃圾扔得到处都是……

小关虽然也是个90后，却不喜欢和朋友一起出去疯狂。下班后，小关总是回到家中，收拾屋子，洗衣服、做饭。虽然房子是租来的，但她仍然将玻璃擦得一尘不染，把地板拖得干干净净，所有的物品都摆放在它们该待的位置上，家里的垃圾更不允许过夜……

有人嘲笑小关年纪轻轻就过上了中年妇女的日子，可小关却认为良好的家庭卫生会让人身心愉悦。小关还觉得，收拾家务、打扫卫生也是减压的一种好方法。而且，看到家里打扫得清清爽爽，自己也会舒坦很多。

的确如此，居家卫生环境有利于人的身体健康。研究发现，保持家居物品整洁有序对身心健康都有益处，如提高睡眠质量等。

美国印第安纳大学副教授妮科尔·基思博士追踪研究了998人后发现，

家居整洁的人比家里乱成一团的人身体更健康，也更有活力。研究还发现，家里很乱、很多东西没收拾的妇女，更容易出现心情抑郁和身体疲倦。那么，怎样营造良好的居家卫生环境呢?

1. 保持室内干净、整洁。人的一生中有相当一部分时间是在家中度过的，清洁的居室对人的身心健康至关重要。因此，要注意居室卫生，尽量把家具、地板擦得一尘不染，将碗盘洗得雪亮，保持垃圾及时清理等。

2. 完善厨房排烟条件。目前，很多家庭以天然气作燃料，厨房内一氧化碳等有害物含量浓度居高不下。冬季厨房如果不通风，一氧化碳的含量甚至可以达到中毒标准。因此，在通风排烟条件差的厨房烹调，或在与厨房相通的卧室、起居家、客厅、书房内学习和休息，患肺癌的危险性也很大，因此一定要完善厨房排烟条件。

3. 加强通风，减少异味。油漆味、香烟味、碳酸怪味、厕所臭味、花肥臭味、霉味等，都是引发疾病的因素。加强通风换气，可以增加人们的舒适感和愉悦轻松感，还可以减少疾病发生，一定要重视。

4. 打造舒适的卧室环境。营造一个舒适安静的卧室环境对睡眠来说十分重要，因此一定不要在床下堆积杂物，以免藏污纳垢，招致蚊虫鼠蚤的繁殖与滋生，干扰睡眠。

54. 顺其自然：夏季要出汗，冬季要保暖

　　小王是一家外企的部门经理，每天不仅要应付繁忙的工作，还要注意自己的外表。一年四季，无论何时，小王始终都是一身优雅的连衣裙，即便是冬天，也是一条丝袜打底。可是，就在最近的一次体检中，小王发现自己竟然得了妇科病，这些病竟然是冻出来的。

　　老百姓有句谚语：“春捂秋冻，老了没病。”《黄帝内经》也有“春夏养阳，秋冬养阴”之说，这些都是我们日常生活中的基本原则。

　　仔细分析这两句话，其实并不矛盾。春捂，是指到了春天依然要多穿一些衣服，不能太贪凉，实际上与春夏养阳的道理是同出一辙；秋冻，是指秋冬寒冷季节不要穿得太暖和，应当适度感受一点寒冷之气，使人的适应能力不断加强，提高人体的御寒能力。

　　要想保持健康的身体，一定要遵循天时之变。

　　一年四季，自然规律表现为春温、夏热、秋凉、冬寒的气候变化，春生、夏长、秋收、冬藏的发展规律。从中医学传统的理论来看，季节不同，对人体各方面的影响也明显不同。

　　四季养生强调，人必须遵循天时变化，调养精神、饮食与起居，适应四

时的变化，保养精神和元气，避免病邪侵害，才能健康长寿。在顺其自然养生时，要做到以下几点：

1. 一日四时起居有常。具体到如何更好地顺应四时，其内容则不是如此简单。中国文化认为，四时的概念包括一天的四时和一年的四季。一天的四时指早晨、中午、晚上、半夜四个明显时间段，人体应顺应自然界的规律，按时作息，睡觉应在子时前，不要熬夜超过深夜 12 点。

2. 一年四季调摄有度。养生，不但要关注一天四时的变化，要顺应四时阴阳的变化，还要关注一年四季气候的变化。春天万物生气勃勃，像早上初升的太阳一样，此时人体也应像春天一样；夏天阳气最盛，万物生长旺盛，枝繁叶茂，所有的生物体生机活跃，繁衍昌盛，故夏天主长养万物；秋季，阳气衰减，阴气逐渐加强；冬天天寒地冻，阳气更弱，万物凋零，中医认为冬季主藏。

55. 到外走走：定期旅游，多出去逛逛

行万里路胜过读万卷书。一万次的计划抵不上一次说做就做的行动，思想有多远，脚步就有多远。在很多人还在感慨"多么希望开始一场说走就走的旅行"的时候，很多人早就踏上了旅途。

美国有一份资料表明：经常外出旅行的人的寿命明显要高于常年在家居住者。研究发现，经常到城郊森林公园游览的人们，手指温度、血氧饱和度、心率、呼吸等生理健康指标会出现明显改善。

旅游不仅对健康人大有益处，对许多患有神经衰弱、冠心病、糖尿病、肌肤萎缩、关节僵硬等慢性病的患者来说也可以起到一定的积极治疗作用。其实，旅游就是一次空气浴和日光浴，能促进人体维生素 D 的形成，增加机体免疫功能，提高人体抵抗力。无论是哪种旅游方式，都是一种消耗体力的活动，是减肥健美的有效方法。

现在，越来越多的人钟情于旅游，旅游成为他们生活的一部分。有条件的远游、豪华游，没条件的近处游、穷游。不少老年人还根据自己的实际情况作出计划：65 岁前去国外游，70 岁前省外游，80 岁后周边游。从心理学角

度讲，老年人趁着腿脚还行，到处走走看看，不仅能提高生活质量，还有利于身心健康。

我认识的一对老夫妻，晚年丧子给了他们致命的打击。妻子一夜白了头，整日以泪洗面，丈夫整天无语，最后心脏做了两个支架。后来，做旅游工作的妹妹硬是拽着他们去旅游，一次、两次、三次……随着时间的推移，夫妻俩竟爱上了旅游。为了出游更多地方，老两口每天坚持锻炼。几年过去了，他们不仅摆脱了悲痛的阴影，还成了大家羡慕的旅游达人。

旅游，能开阔眼界、增长知识，能锻炼体魄、促进健康，能陶冶情操、结交朋友。更重要的是，旅游，能让人们的晚年生活充满激情。

大自然美景或浓重的历史文化、人文景观的氛围中，人们可以消除忧愁与烦恼，而对大自然的理解、敬畏，对历史传承的思索，更可以使内心深处得到洗礼。

如今，随着人们物质生活水平的不断提高，利用节假日或短期休假外出旅游的家庭日益增多。以达到增强体质、提高健康水平、促进疾病康复、延年益寿的目的。因此，在出行时，应根据自己的健康状况选择适宜的时机和地点来安排外出旅游：

秋季：雨水稀少，气候干燥，无论南方还是北方，都非常适合旅行。但对于患溃疡病的人或患过溃疡病的人来说，不适合旅行，因为胃溃疡，特别是十二指肠溃疡在秋季最容易复发。

冬天：北国冰天雪地，确是一种奇丽的自然景观，特别是冰上雪地运动、冰雕艺术。可是，对患有肺气肿、肺心病、慢性支气管炎者，过敏体质者，高龄老年人，不宜北上旅行。

春季：有花粉过敏史的人不宜去南方旅行。广东的春天，气温不冷不热，非常利于旅行，但空气湿度太大，患有风湿病、关节炎、腰腿病以及皮肤病的病人，不宜去广东旅行。

夏季：旅行宜选择在山区或海边。但是，患有高血压病、肺心病、冠心

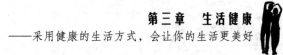

病、风湿性心脏病、先天性心脏病等疾病的人，不能上高原或高山旅行，只能去气候温和、地势平坦的地方。

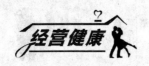

56. 沉浸书香：每天一小时学习或阅读

疲惫不堪时，你会做什么来放松心情？听音乐、散步，还是喝茶？英国一项研究表明，在所有的放松活动中，阅读舒缓心情的效果最佳。

王晓刚的减压书是小说，而且特别喜欢金庸的武侠小说。他觉得，金庸为大家描绘了一个奇丽的古典武侠世界。在书里，可以暂时放下现实，与侠客们神游一番。一边体会文字的简练优美，一边增广见闻、阅人间百态，轻松有趣。

王晓刚常常读这些武侠小说来愉悦自己，放松心情。有时，玄幻、推理小说也是王晓刚减压的法宝。在感觉很累的时候，看一本推理小说，也可以一下子活过来。

阅读真的能减压吗？的确如此。英国银河巧克力读书俱乐部委托萨塞克斯大学的"心智实验室"国际咨询机构的研究结果表明，阅读放松效果最佳，6分钟内就能使压力水平降低68%；听音乐能够缓解61%的压力；喝茶或咖啡能降低54%；散步能降低42%。

书上的文字能够激发人们的创造力和想象力，从而带人们进入另一种状态。阅读时人们的思绪会集中在文字上，进入文学世界，紧张的身心可以得到放松。

阅读对我们有好处，这是众所周知的事。越来越多的证据显示，阅读的快乐不光是一种休闲的追求，更是一种提高技能和增加社会知识的方式。

阅读有益身体健康，文字可以使人放松紧张的心情，能让人们从日常生活压力中暂时逃脱，是一种很好的放松方法。每天抽出一个小时进行阅读，对健康十分有益：

1. 阅读增加脑容量。阅读可以帮助人们延长注意力，提高思考能力。故事包含开始、过程和结局，故事的走向可以促使大脑按顺序思考，分析其中的起因、影响和意义。读书能增加脑容量，读得越多，就越优秀。

2. 常看书的人不孤独。读书能满足人的归属感，让你融入社会圈子，较少感到孤独。当我们读到书中描述的风景、声音或气味时，大脑相关领域会被激活，联想到生活中的体验，而看电视或玩游戏时则不会这样。每天仅阅读 6 分钟就能减少 2/3 以上的压力，效果比听音乐或散步还好，这是因为阅读时精神集中，能缓解肌肉紧张，降低心率。

3. 爱读书的人不易老。从小就开始阅读可抑制淀粉蛋白斑块形成，可以有效预防老年痴呆。不同类型的书籍会对人体产生不同的影响。读优美的诗篇，有利于胃溃疡的愈合；读笑话、喜剧一类的书，有利于治疗神经衰弱；读情节曲折、引人入胜的名著，可缓解心烦意乱；读故事生动、幽默风趣的小说，可治精神抑郁等。

4. 大声朗读改善肠胃。大声朗读可以提高氧气的输送能力及血液到达大脑的能力，活跃前额大脑皮质，加强神经元的数量和神经之间的联系，放松大脑，降低血压，心情也就随之变好了。朗读还可以通过深呼吸带动背部肌肉，改善腰酸背痛，使胃肠的血液循环更加流畅。

57. 多晒太阳：享受日光浴的你更健康

不要小看晒太阳这件小事，温暖的阳光对人体的健康是十分有利的。

肖女士今年 55 岁，已经退休在家。几年前，肖女士就被诊断患上了抑郁症，经过药物控制、心理辅导等治疗后，平时情况都比较稳定。但是每年一到冬天，树叶凋零，天气变冷时，肖女士就会变得焦躁不安、易怒，感觉活着没意思，即使吃药也会发作。

后来，肖女士向一位精神科专家求助。专家根据她的情况，调整了用药剂量，并建议她到较为温暖、气温变化小的城市去待一段时间。

女儿正好在上海工作，肖女士就去女儿那里住了三个月。去了之后，果然情况稳定，抑郁症也没有再发作。连续三年，肖女士就都到上海过冬天。

年初，女儿结婚了，肖女士不想再去打扰女儿，而且这几年抑郁症都没有发作，于是冬天肖女士就留在了南京。谁知道，随着天气的逐渐变冷，日照时间缩短，肖女士忽然发现自己又开始出现焦躁烦闷、紧张不安的情绪，吃些抗抑郁的药物也不管用了，只好再次到医院求医。经过调整药物、心理疏导以及光照治疗等措施，肖女士的症状才开始缓解。

阳光不仅是维生素 D "活化剂"，也是天然 "保健药" 之一。难怪人们会说"阳光是个宝，晒晒身体好"。

晒太阳会使人产生一系列生理变化，如加快血液循环，促进维生素 D 的生成及钙质吸收，预防骨质疏松，杀死多种病毒、细菌等。除此之外，研究还表明，经常晒太阳有助于减少感冒、预防近视、延长寿命、增强免疫力、维护人体血管健康等。

当然，晒太阳虽然有奇效，但是一定要方法正确，否则就会适得其反。一般说来，正确晒太阳一定要注意以下几点：

1. 上午 10 点和下午 4 点晒太阳最好。这时段阳光中的紫外线偏低，能使人感到温暖柔和，可以促进新陈代谢，又能避免伤害皮肤。不过，夏天阳光较强，最好把晒太阳的时间提前一些；下午 4~5 点紫外线中的 X 光束成分多，可以促进钙、磷的吸收，增强体质，促进骨骼正常钙化，也是不错的"晒点"。

2. 每次晒 15~20 分钟。上午晒太阳时，要站在环境较好、视野开阔的地方，面朝东方，闭上眼睛，张开双臂，掌心朝向太阳，手指微微收拢，同时配合深呼吸，多次重复这个动作，晒 15~20 分钟较好。晒完后，可以搓热双手，按摩脸部，清心安神、舒缓疲劳。下午晒太阳时，可以让身体背对阳光，也可以边晒边拍打，帮助调理五脏气血。

3. 夏季避开午后晒。夏季紫外线强烈，晒太阳一定要避开午后，时间可缩短至 15 分钟，以身体舒适为原则，不能强求。秋冬季晒太阳要注意保暖，大风天应少晒，以免受寒。

4. 四个部位要常晒。人体常晒四个部位，最有利于身体健康。晒手心，有助于睡眠；晒头顶，能够补充阳气；晒后背，可以调节气血；晒腿脚，有利于祛除寒气。

58. 适应环境：不管到哪里都能很快适应

　　小希后悔不该来广州上大学，她简直待不下去了，成天想家。

　　早上醒来一睁眼就想到不是在家里，她不想起床，不想吃饭，又怕身体垮了父母着急，便强迫自己起床锻炼、吃饭。在操场上跑步时，只要在广播里听到有"妈妈"之类的字眼就要哭，一边跑一边哭。

　　上课时，到处都能听见本地人的口音，小希总觉得自己是被抛弃到异地的外乡人，总感到是在别人的地方，好不自在，孤独极了。

　　班上组织出去玩，小希无论如何也高兴不起来，反而愈玩愈伤心，觉得到处都不如家乡。而且，看见落叶想到归根，想到归根又想到家。她每天晚上熄灯后都在被窝里哭，也不知道什么时候才入睡。周末，寝室里的本地同学都回家了，她会更伤心，更难受。

　　小希知道，父母兄姐都希望她快活，好好读书。她便迫使自己快活起来，忘掉家里的所有，强迫自己好好学习。但是，基本上学不进去。她怕自己被淘汰，被别人笑话，只得以无可奈何的心情把自己强塞进课本里。看不进书，却不敢不看。就是望着书发呆，晚自习也要在图书馆坐两三个小时才能坦然一点。

从内心来说，小希后悔上大学，也不知上学来干什么。父母哥姐没上过大学，不也工作、生活得挺好吗？小希完全没有了在家时的活跃，中学时代的丰富多彩，让她觉得大学生活一点儿也不充实。现在只有烦恼、忧愁、烦恼、忧愁，她待不下去了，想转学。

　　整整两个多月，小希都是靠回忆和写信生活着。

　　不可否认，大学新生适应问题是一个普遍问题，也是高校心理咨询中遇到较多的一类问题。有的新生随着对大学环境的了解、熟悉以及自我调节，经过一两个月便能基本适应大学生活。但少数学生独立性差，心理脆弱，适应起来就比较困难。

　　社会适应性良好是心理健康的主要特征，适应大学生活是适应社会的前奏曲。在现实生活中，一个人离开家乡，离开父母和家庭，步入一个新的生活环境，生活方式发生变化，日常接触的社会群体也发生变化……这些变化，都以一定方式影响着当事人的心理，造成心理上的不平衡和行为上的不适应。

　　个体的成长是一个不断适应新环境的过程，在这个过程中，适应的关键是内部心理活动自我调节到一个平衡点。对于提高环境适应能力，有以下几点建议：

　　1. 认识一下周围的环境，先熟悉。如果环境发生了变化，就一定要认识到当下的环境是什么样的，有什么特点，有什么要求，该怎么做。对自己所处的环境有一个理智的判断，才能保证在适应的时候采取适合自己的方式。

　　2. 认清自己，客观作出评价。对自己要有一个全面客观的评价，了解自己不适应的情况和存在的差距，同时也要看清自己的潜力，明白自己的需求。要培养自己坚韧、顽强、果断的精神和较强的自制力、竞争意识、好胜心，还要有对人对事宽容的态度与豁达的胸怀。

　　3. 增加自我监控意识和自我调节能力。简单地说，就是"吾日三省吾身"。环境适应是一个必经的过程。一个人适应环境的次数越多，他的环境适应能力就越强。不过，方式总是不固定的，也就是适应方式没有最好的，只有最适合自己的。

59. 打开窗户：让外面空气溜进来，保持空气流通

在日常生活中，很多人不喜欢开窗户，一方面是因为外面的灰尘比较多，另一方面是因为在天气寒冷的季节里，怕冷。尤其是冬季来临，户外活动减少，担心在家里感冒不敢开窗。王阿姨就是这样一个人。

王阿姨不喜欢开窗户，用她的话就是"春秋风大，吹得满屋子都是灰尘；冬天有雾霾，更不适宜开窗户"。当别人告诉她，一年四季不开窗户不利于空气流通的时候，王阿姨也是振振有词，说："我家装了排风扇，屋里也养了绿色植物，还有加湿器，空气还算是不错……"

虽然王阿姨振振有词，但我要说的是，她还是错了。室内空气如果不流通，很容易滋生细菌。人们对病菌的抵抗能力较弱，就很容易疾病缠身。

长期不开窗，居住在密不透风的房间里，对人体健康十分不利。而经常开窗换气，保持空气流通，才能有效预防各种疾病。主要原因就在于：

1. 开窗通风有利于保持室内空气新鲜。正常人每分钟要呼吸 16～18 次，呼出的气体中二氧化碳占 4%，加上空气中本身就含有一定量的二氧化碳，如果居室内二氧化碳的总含量达到了 5%，人体就会发生窒息。所以，禁闭门窗的家庭，屋里都有一股特殊的气味，这就是房间内氧气不足的表现。长期生活在这样的环境中，人体就会因氧气的缺乏而表现出种种症状，如头晕、头痛、心慌、疲乏、血压升高等。

2. 开窗通风可以破坏致病因子的生长环境，达到消灭它们的目的。温暖、光照差、空气不流通的房间很适于细菌、病毒的生长繁殖，这样就在无形中增加了人体患呼吸道疾病的概率。美国一家医院研究证实，居室内通风差、湿度低，最利于甲型肝炎球菌、溶血性链球菌等致病因子的传播。通过开窗换气，一方面可以把各种致病因子排出室外，还能够有效降低单位空间内的致病因子浓度，减弱致病因子对人体的侵袭力。

3. 开窗通风可以使人获得较多的"空气维生素"。空气中的负离子能改善人体免疫系统、呼吸系统和中枢神经系统的功能，调节大脑皮质的兴奋性，被誉为"空气维生素"。这种负离子在山林、海滨地区含量较多，通过开窗换气，能够把对人体有益的负离子引到屋里来，对人体健康大有裨益。

人的一生有80%以上的时间都要在室内度过，千万不能忽视了开窗通气。越来越多的人开始出现头疼、眼鼻喉刺激、干咳、皮肤干痒、头昏恶心、难以集中注意力、疲劳和对气味过敏等症状，究其原因，主要是通风不够造成的。

要想保证身体健康，就要多开窗、勤开窗，保证室内的空气流通。但开窗通气有大学问，要注意以下几点：

1. 每天最好开窗通风3次。每次通风15～20分钟，分别在早、中、晚。据测算，在无风或微风条件下，80平方米的房间开窗约20分钟，就可以让致病微生物减少60%左右。开窗时段以9～11时、14～16时为佳。如果住处临街，则应争取在车少的时间开窗。

2. 保持合适的室内温度。室内温度应控制在16～22℃。低于16℃，容易引发感冒。老人最好在开窗前披一件外套，或暂时到其他房间休息。

3. 两种情况不宜开窗。一是雾霾天，雾霾中的颗粒物被人体吸入后，会黏附在呼吸道和肺叶上，易引起炎症；二是家有重病患者，也不合适开窗户。

60. 家人聊天：再忙也要和家人聊聊天

俗话说："有空聊聊天，日子赛神仙。"再忙，也要跟家人聊聊天。

邻居80岁的李奶奶就非常喜欢聊天，越到晚年她聊性越浓，聊资越多，聊劲也越足。她喜欢将生活中的许多忧愁、烦恼之事痛痛快快地"一聊了之"，不再为此劳神费心。李奶奶说，聊天或许就是她的长寿秘诀。

人老，首先是脑细胞和脑容量减少，聊天有助于刺激脑神经的生长，增进思维和语言表达的逻辑性、敏锐性和准确性。经常聊天，等于在做脑保健操；闲聊，相当于给面部肌肉做运动，使发声器官、呼吸器官，听觉、视觉和神经都得到锻炼。

研究发现，拥有亲密关系可以预防与减缓心脏病，甚至可以给生命提供坚强的抵抗力。不管外在生活多么多姿多彩，每个人都需要拥有可以打开心扉、分享心事的亲密关系。所以不管工作多忙，每天也要和家人聊聊天，滋养彼此的亲密关系。

闲聊不仅能帮我们重新找回自己的社交生活，还能让我们将身心融入社会群体中，排遣寂寞，把自己的委屈、精神痛苦全部宣泄出来，心里的痛苦和疾病也就减轻了大半。

聊天的好处很多，无论是对于老年人还是年轻人来说，聊天都是一种非常好的养生方式。如，聊天可以推迟大脑的衰老过程。

"流水不腐，户枢不蠹"，人体的各种功能用进废退，大脑更不例外。人们在聊天、谈话时，需要用脑思索，对于大脑功能无疑是一种锻炼，可以防止大脑过早老化。科学研究证明，人的老化过程，也就是脑细胞代谢产物褐色素的不断积累的过程，要想减少这种积累，除了通过食物控制和应用其他药物外，还要加强身体锻炼、科学用脑、勤于用脑。

人的一生，不可能没有烦恼，"万事如意"也仅仅是人们的一种愿望。尤其是处于多事之秋的中老年人，疾病的缠扰、老伴儿的死别、儿女的婚嫁、人际关系的紧张、家庭的代沟常常使人意志消沉，更容易陷入苦恼和孤独之中。

当我们遇到诸如此类不顺心之事时，找几个知心朋友聊聊天，倾吐衷肠，就可以解除一时的不愉快，摆脱激动、愤怒、委屈、忧郁、疑虑等情绪。尤其是性格特征偏于内向、情绪抑郁的人，更要暴露情感，取得他人的劝慰。

实践证明，聊天对人的身心健康大有益处，它与琴、棋、书、画、玩鸟、钓鱼一样能振奋精神，是消除孤独感的最佳之举。工作、生活之余，一定要拥抱自己最亲密的人，敞开心扉，多和家人聊聊天。

61. 离开电视：吃饭时，就要将电视关掉

　　虽说有"食不言，寝不语"的老规矩，但中国人吃饭就是喜欢热闹。吃饭的时候，如果有家人或朋友陪伴那是最好，边吃还能边聊聊家常；要是实在没人陪伴，人们就会将电视作为吃饭的"伴侣"。张芳就是这样一个和电视一起吃饭的人。

　　丈夫在外地上班，孩子在幼儿园，午饭往往都是张芳一个人。早晚的时候，张芳还可以和女儿一起吃饭，两个人一边聊天，一边吃饭。可是到了中午，张芳一个人就觉得孤单了许多。

　　幸好，还有电视。每次吃午饭的时候，张芳都会坐在客厅，一边吃饭一边看电视，她觉得这是一件惬意的事情，既享受了美食，又看了自己喜欢的节目。

　　在生活中，很多人都喜欢吃饭的时候看电视，因为觉得那个时间就应该是放松的时候，看电视也属于娱乐的一种，又有视觉享受，还能有味觉享受。

　　调查发现，很多人都喜欢在客厅用餐，因为那里更靠近电视机的位置。吃饭时不忘开着电视，是很多家庭的习惯，可是，事实告诉我们，这看似是很小的事，却对健康存在着威胁：

1. 导致消化不良。人体摄入食物后，消化器官需要血液供应，顺利完成食物消化。看电视时大脑活动也需要消耗血液，这就导致消化器官获得的血液和能量减少，出现消化不良的症状。

2. 导致胃部功能紊乱。边吃饭边看电视的人会将注意力放在电视上，吃饭时不是狼吞虎咽，吃得太急，就是漫不经心，饭冷了都还没吃完；有时又因为急着看电视，忘记或不想吃饭，看完后觉得饿了又开始狼吞虎咽。长久如此，会导致食欲降低，造成胃部生物钟紊乱，甚至造成胃下垂。

3. 容易发生意外。看电视被电视情节吸引容易发生意外，一旦因为看电视而将异物吞入腹部，不得不开刀将勺子、筷子等从胃肠道中取出来，就比较危险了。

4. 容易营养不良。长期边吃饭边看电视会沉浸在电视中，忘记吃饭，导致食欲下降，胃部功能紊乱，吸收消化能力下降，还很容易消化不良。

5. 对大脑产生不利影响。边吃饭边看电视，血液会流入消化器官，大脑就会出现血液供应不足、缺氧等现象，时间一长，可能会引起神经衰弱、头痛等疾病。

6. 影响食欲。边吃饭边看电视，很香很好的饭菜，也可能会食而不知其味，可能没吃饱就放下碗筷，儿童就更容易出现此类情况，时间长了就会导致营养不良。

既然边吃饭边看电视有这么多得危害，那在吃饭的时候，就应该将电视关闭。认真吃饭，等饭吃完了之后，再集中注意力看电视。如此，才健康！

62. 不忘娱乐：腾出时间，小小娱乐一下

适当的娱乐可以消除孤独寂寞、拓展交际，是增进情感交流及交友的润滑剂；可以结交不同身份、年龄、性别的人，丰富精神生活和增进相互间的感情交流。面对生活的压力，繁重的工作，我们不妨腾出一定的时间，去娱乐。

最近，苏女士迷上了涂鸦。刚开始时，苏女士是陪孩子玩，后来渐渐地自己也喜欢上了。过去，苏女士忙了一天工作，回到家中满脑子都是家务，现在喜欢上了涂鸦，每天下班都能静静地陪着孩子一起涂鸦，不仅自己感觉轻快了，跟孩子的感情也融洽了。两个人常常为了谁涂得好，谁涂得不好而相互讨论，家里时常有欢笑声。不仅如此，苏女士还参加了一个涂鸦俱乐部，认识了不少志同道合的朋友。

现在，涂鸦已经不是小孩子的专利，很多年轻人，尤其是压力大的年轻人也喜欢上了涂鸦。涂鸦是一种能很好表达个人情绪的绘画方式。因此，压力大了，不妨拿来纸和笔，随心所欲地画出自己心中最想画的图案。

涂鸦最早可以追溯至欧洲。在意大利南部城市那不勒斯附近的庞贝古城，那里的墙上所发现的涂鸦是最早涂鸦行为的记录。这座埋葬在熔岩下一千多年的古城，保留了罗马人的各种生活痕迹。

涂鸦很快被欧洲各国深厚的艺术文化特色所吸收、融合，从而发展出各自不同的特点。同时，涂鸦的内容也更加丰富和深刻。如今，很多人都喜欢画画，不论是在纸上、画布上，还是在获得许可的墙上，只要热爱画画就会涂鸦。

小小的涂鸦世界，也有着很大的乐趣。工作不是人的全部，每个人都有一定的闲暇时间。在业余时间，可以通过适当的娱乐，调节身体和心理状况。

无数事实证明，适当的娱乐可以促进人体的健康，对人的心血管系统、呼吸系统和免疫系统功能都有良好影响，还能缓解心理压力、获得精神自由。

1. 对身体健康的良好影响。对于处于人生压力最大的中青年人来说，通过休闲、娱乐、体育活动，可以起到保持身体健康的作用。对于老年人来说，还有助于保持身体健康、延缓衰老的进程。

2. 对主要身体功能的良好影响。适当的娱乐对人的身体健康是十分有益的，通过娱乐可以改善许多疾病，并提升人体免疫力。

3. 娱乐对心理健康的促进作用。当今社会节奏快、效率高，人们压力都很大，同时也造成了不良的情绪状态。紧张的情绪会降低和抑制人体的免疫功能，良好的情绪和稳定的心情，有利于保持和促进人体机能的稳定。

63. 游戏适可：不能长时间坐在电脑前打游戏

春节里，很多年轻人都不出去玩，喜欢窝在家里打游戏。可是，有些人却因为连续坐在电脑前用脑、用眼过度，结果倒在电脑前……

大年初一凌晨3点多，当大多数人都在喜迎春节时，苏州市区虎西新村一住宅内，一名男子突然晕倒在地。家人紧急报警求助，遗憾的是，虽然大家都尽了力，但年轻男子还是没能抢救过来。

男子大约30岁，事发前一直在房间内玩游戏。事发当时，家人去房间查看，发现男子打完游戏倒在床上，家人发觉情况不对赶紧报警。120救护人员赶到现场后检查发现，男子已经没有了生命体征。

对于这位男子的死，医生认为，这是由于长时间玩游戏激动，引起血压升高，导致脑血管破裂，而发生的意外。

现在，越来越多的人喜欢玩游戏，很多人将游戏视为一种放松方式。但需要注意的是，适当游戏可以益脑，但过度游戏将造成用脑过度。休息不好，也会影响健康。

鼠标对人体的伤害。即使是小小的鼠标，如果使用方法不当，也会成为健康杀手。经常使用电脑的人，都会患上"鼠标手"，就是由于鼠标使用方法不科学而引发的指关节、肩部的疾病。表现为手指、腕、肩关节疲惫酸痛，有时还会发出响声。

电脑对身体健康的直接影响。电脑显示器伴有辐射与电磁波，长期使用会伤害人们的眼睛，诱发一些眼病，如青光眼等；长期击键会对手指和上肢不利；操作电脑时，体形和全身难得有变化，高速、单一、重复的操作，持久的强迫体位，容易导致肌肉骨骼系统的疾患。计算机操作时所累及的主要部位有腰、颈、肩、肘、腕部等。

电脑微波对身体的危害。电脑的低能量的 X 射线和低频电磁辐射，容易引起人们中枢神经失调。英国一项办公室电磁波研究证实，电脑屏幕发出的低频辐射与磁场，会引起719种病症，包括眼睛痒、颈背痛、短暂失去记忆、暴躁及抑郁等。

增加精神和心理压力。操作电脑过程中注意力高度集中，眼、手指快速频繁运动，会让人的生理、心理过度重负，睡眠多梦、神经衰弱、头部酸胀、机体免疫力下降，甚至会诱发一些精神方面的疾病。

长时间坐在电脑前玩游戏是一件非常伤身体的活动，因此，一定要正确地使用电脑，尤其是在电脑前玩游戏，一定要适可而止。另外，还要做到以下几点：

1. 保持正确的坐姿。在操作电脑时尽可能保持自然的端坐位，将后背坐直，并保持颈部的挺直；两肩自然下垂，上臂贴近身体，手肘弯曲成90°；操作键盘或鼠标时，尽量使手腕保持水平。

2. 电脑的摆放高度要合适。让电脑屏幕中心位置与操作者胸部在同一水平线上，最好使用可以调节高低的椅子。应有足够的空间伸放双脚，膝盖自然弯曲成90°，双脚着地，不要交叉双脚，以免影响血液循环。

3. 眼睛要与屏幕保持恰当的距离。眼睛与电脑屏幕的距离应在 40～50 厘米，使双眼平视或稍微向下注视荧光屏，这样可使颈部肌肉放松，并使眼球暴露于空气中的面积减小到最小。

　　4. 做到劳逸结合。避免长时间连续操作电脑，最好 40 分钟就休息一下，可到室外散步，或抬头望天，或向远处眺望，或进行 10～20 次伸颈和扩胸练习。

64. 冥想一刻：每天冥想一刻钟，让自己的心灵归于平静

实验证明，当你进入冥想状态时，支配知性与理性思考的脑部皮质作用就会受到抑制，而支配动物性本能和自我意志的自律神经无法加以控制。这时，想象力、创造力与灵感便会源源不断地涌出，判断力、理解力都会大幅提升；同时，身心会感到安定愉快、心旷神怡。

朋友的女儿 26 岁，失眠严重，整夜睡不着觉，情绪也非常焦虑。跟她聊天，她说是因为工作和感情上遇到一些事情，太纠结。

女孩在一家公司做设计，养成了晚上 12 点以后睡觉的习惯，经常坐在电脑前，不爱运动……我教给女孩一个方法——打坐冥想。让她静下心来，进入冥想的境界。女孩对我的建议半信半疑，但还是决定回去试一试。一段时间之后，女孩不可思议地告诉我："阿姨，您的办法真是神了……"

打坐冥想，不仅仅是专业人士的一种时尚和爱好，更是一种减少压力、消除精神紧张的宝贵工具。特别是上班一族，不妨把打坐冥想当成一种生活习惯，在工作之余，花上几分钟打坐冥想，对健康十分有利。

美国达特茅斯学院盖泽尔医学院公布的一项最新研究发现，常冥想或做瑜伽的人更少去医院。研究人员对 1.7 万人进行了 4 年的跟踪调

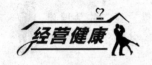

查。其中，4500 人参与一家身心医学研究所的养生项目，学习冥想和做瑜伽，其他按照以往自己的节奏生活。

数据显示，40%～60% 早期健康问题都与压力大有关。在长期的压力下，人们容易抑郁和焦虑，也可能表现为背部疼痛、头痛、失眠、胃食管反流病、肠易激等病症。即使每天只冥想 10 分钟，都会让身体积累正能量，对健康产生积极影响。

冥想，是一种利用"意识停止"来调整身心的修身方法。不仅能给我们带来心灵的平静，还能抵御许多疾病，提升身体器官的功能。

所谓冥想，就是停止知性和理性的大脑皮质作用，使自律神经呈现活跃状态。简单地说，就是使意识停止对外的所有活动，达到一种"忘我之境"。不是要消失意识，而是在意识十分清醒的状态下让潜在意识的活动更加敏锐与活跃。研究发现，常冥想或练瑜伽的人，一生用于医疗的费用仅是另外一组的 43%，平均节省 2360 美元（约合 1.5 万元人民币）。

冥想的具体方法多种多样，有坐禅的冥想，有站立姿势的冥想，甚至舞蹈式的冥想，祈祷、读经或念诵题目也是冥想的一种。凡是可以达到"无心"（也就是能够停止意识）的任何一种活动都可以是适合的冥想法。

只要闭上眼睛，将注意力集中在呼吸上，就能放松心情、缓解压力，还能对抗感冒。这听起来有些不可思议，但美国最新研究发现，经常进行冥想的人在注射了流感疫苗之后能产生更多的抗体，也就表明他们拥有了更加强健的免疫系统。这是因为冥想增强了左脑的活动能力，而这和免疫系统的功能有关。

65. 勿要吸烟：戒掉烟瘾，保护好自己的肺

　　说起吸烟对健康的危害，相信每个人都能说出好几点。据报道，目前全国每天有 2000 余人死于吸烟，预计到 2050 年将增至 8000 人。在与吸烟有关的死亡病例中，慢性肺部疾患占 45%，肺癌占 15%，食道癌、胃癌、肝癌、中风、心脏病以及肺结核共占 40%。如果现有的吸烟模式持续下去，目前的年轻人将有三分之一将死于烟草，其中一半以上的人将过早死亡，其死亡就发生在 35~69 岁期间。因此，要想保护好自己的肺，就要立刻戒掉烟瘾。

　　李先生今年 41 岁，在一家企业工作。两个月前，李先生出现了口腔溃疡的症状，舌头上有"小肿块"。刚开始，他以为只是简单的口腔溃疡，可最近舌头越来越疼了。

　　经省医生诊断，李先生患了舌癌，不过是舌癌早期，可以通过手术治愈。第二天，医生为他切掉了三分之一的舌头。所幸，对日常生活的影响并不大。据说，李先生已有 20 年的"烟龄"，每天至少抽一包烟。他患舌癌与他长期过度吸烟有很大关系。

　　世界卫生组织研究发现，烟龄超过 10 年、每天吸烟量超过 20 支的烟民，已处于深度吸烟中毒状态：咽喉肿痛、胸疼胸闷、咳嗽不断、恶心、口臭

……医学家做过这样一个实验：10 年以上烟龄者，连续抽完 20 支烟，就会感到胸闷头痛、四肢无力；连续抽完 60 支烟，就会呼吸困难，进入中毒昏迷状态。

烟草对人体的伤害太大了，医学证实，每支烟燃烧时释放出 4000 多种化学物质，几十亿个颗粒，含有尼古丁、一氧化碳、焦油、氨、苯等 69 种致癌物。这些有害物质吸入人体，黏附在气管壁和肺泡上，很容易导致气管炎、肺气肿乃至肺癌；而一氧化碳能使血液中氧气含量明显减少，造成高血压、心脏病等心脑血管疾病；尼古丁使大脑神经产生依赖，使吸烟者精神萎靡，性功能下降……

作为一个烟民，你在吸烟的时候，伤害的不仅仅是你自己，还会对身边的人造成危害。因为，抽烟时喷出的烟雾可以散发出超过 4000 种气体和粒子物质，大部分都是强烈的刺激物，至少有 40 种在人类或动物身上可引致癌病。

抽烟者停止吸烟后，这些粒子依然会停留在空气中数小时，既可以被其他非吸烟人士吸进体内，亦可能和氡气的衰变产物混合一起，对人体健康造成更大的伤害。

当吸烟危害吸烟者本身健康的同时，二手烟也影响非吸烟者。除了刺激眼、鼻和咽喉外，还会明显地增加非吸烟者患上肺癌和心脏疾病的机会。如果儿童与吸烟者同住，呼吸系统就会较容易受到感染。其他影响还包括咳嗽、气喘、痰多，损坏肺部功能和减缓肺部发育。因此，为了自己的健康，为了身边人的健康，必须戒掉烟瘾。

66. 远离毒品：拒绝毒品，健康生活

关于毒品的危害，有这样几个典型案例：

7 年多前，刘某与朋友一起聚会，经受不住诱惑，在好奇心地驱使下，开始吸食海洛因。一个星期后再次吸食，从此吸食的次数逐渐增多，吸食量逐渐增加，吸食次数频繁。毒瘾发作时，刘某感到非常痛苦，流眼泪、流鼻涕、打哈欠、疼痛、腹痛。可是，吸毒后，不适症状即刻消失。虽然知道吸毒不好，自己也戒过很多次，最长坚持了半年，但后来又经不住诱惑及心理依赖而复吸。

刘某有 16 年的吸毒史，从一位商业成功人士沦落为沿街乞讨者。后来，在医院接受美沙酮治疗，坚持服药近半年，身体状况明显好转，生活慢慢回到了正轨。

小莉服用摇头丸、K 粉混用长达 5 年，经常用自杀要挟父母要钱，身边"毒友"成群。

……

无论是谁，无论何种原因，一旦误入吸毒的歧途，都要承受毒瘾的折磨，巨额的经济开支、国家法律的威慑和社会舆论的压力。所以说，戒毒是吸毒者唯一的选择。

毒品，是现在对家庭或个人危害性最大的物品，不少人一开始都是抱着

试一试的态度去接触毒品，最后却变得一发不可收拾。尽管我国一直在致力于打击毒品、遏制毒品，但是仍然有不少人走上这条不归路，对于这些吸毒者来说，毒品就是他们的天堂。

国内外不少学者对吸毒者及其吸毒行为进行了大量研究。结果表明，毒品的滥用和戒断与其心理状况有很大关系。其中，"好奇"是最多的初次吸毒原因，占比超过三分之二。

好奇心让不少人不顾一切，摆脱常理地去尝试那些没曾接触过的事物，包括毒品。吸毒对于任何人而言，都充满了未知的诱惑，对于压力大的人更是如此，很多人就是为了摆脱压力而开始的。

毒品最吸引人的一点，莫过于在吸食后产生的"愉悦的幻象"，这些看似让人一时舒服的幻象，吸引了很多人跃跃欲试。

俗话说"一朝吸毒、终身戒毒"。毒品是腐蚀人类灵魂、摧毁人类肉体、破坏社会和谐的恶魔，任何一个人只要沾上了毒品，就意味着走上了不归之路。

预防吸毒一定要做到"十不要"：

1. 即使遇到不顺心的事情，也不能用吸毒来消愁解闷、寻求刺激。一定要记住：一失足成千古恨。必须勇敢面对失业、失学、失恋等人生挫折。

2. 不要放任好奇心，如果因好奇以身试毒，必然会付出惨痛的代价。

3. 不要抱着侥幸心理，吸毒很容易成瘾，试一下会让你悔恨终生。

4. 不要结交有吸毒、贩毒行为的人；发现亲友吸毒，一要劝阻、二要回避、三要举报。

5. 不要在吸毒场所多停留一秒钟。

6. 不要听信吸毒是"高级享受"的鬼话，吸毒一口痛苦一世。

7. 不要接受有吸毒劣迹的人递来的香烟或饮料，因为他们可能会诱骗你吸毒。

8. 不要听信毒品能治病的谎言，吸毒摧残身体添百病，根本不可能治病。

9. 不要有炫耀心理，以为有钱人才吸得起毒，吸毒是愚昧的可耻行为。

10. 不要盲目仿效吸毒者，也不要崇拜吸毒的"偶像"，这种做法既幼稚又糊涂。

67. 不要赌博：沉浸赌博，只会挫伤你的心智

朋友之间聚会打打麻将、斗斗地主消磨时间还可以，但永远都不要想着靠赌博挣钱。

父母喜欢搓麻将，渐渐地，陈立也喜欢上赌博。开始时，陈立只玩扑克牌，赌注很小。不久，陈立便加入了社会上赌徒的行列。赌债像雪球般越滚越大。为了还债，他不得不向父母要钱。可是，父亲不给。恼羞成怒的陈立失去理智，拿起厨房的菜刀，劈倒了父亲。

情急之下，母亲跑过来拉住陈立的胳膊，陈立又挥起了他残忍的手……经医院抢救，父母虽然脱离了危险，但父亲却落下了终身残疾，陈立因故意伤害罪而被判有期徒刑 10 年。

一个家庭，如果有一个人赌博，这个家庭很容易就会被摧毁。很多家庭的支离破碎都是因为赌博造成的，赢钱的就会吃喝嫖赌，夜不归宿；输钱的更惨，倾家荡产，还要去赌。最终亲情、爱情都被赌博糟蹋得干干净净，甚至还有可能反目成仇，严重的还会闹出人命，真是不堪设想。

赌博要占用参赌者大量的时间，不仅会占用与家人团聚的时间，还会对其造成一定的经济损失，严重时甚至会耗尽家庭财产，背上沉重的债务。

对于赌博的危害，一些人认识不足。有的人认为，"赌博只是一种娱乐而已，大多数人都可以享受赌博的乐趣而不会有什么问题"。这种认识是极其错误的。

年轻人聚在一起，总想寻找点刺激，最刺激的当然是赌博，如扎金花、推牌九。下注考验的是个人的经验、观察能力和胆量。由于每局的时间很短，一晚上就可以输赢几万元乃至十几万元，充满了刺激性和趣味性。会玩的往往对它乐此不疲，而不会玩的人也大都很感兴趣，积极围观，然后很快就学会并参与其中。

在外赌博输了钱，回到家里又要受气，心里不爽就很有可能会吼父母、打老婆和骂儿女。这样一来，导致父母、儿女闹矛盾，夫妻两人闹离婚。一个好端端的家庭，很容易就被拆散了。

每每听到这样的家庭悲剧，都让人觉得惋惜，但这些悲剧并没能教育警醒人们，甚至这样的消息反而还比不上"某某一晚输了20万元"等故事更让人觉得惊心动魄。

正所谓"铁打的赌场，流水的赌徒"。很多人认为，钱输光了是运气不好，这样的悲剧肯定不会发生在自己身上。于是，继续在赌博中寻找刺激，在争吵中继续赌博，等到结束之后，才猛然发现自己的口袋已经空空如也。

赌博的危害，不仅仅伤及家庭，更伤及社会。赌徒赌得丧失心智后，很容易危害社会秩序。只要穷到一定程度，特别是因为赌博而丧失心智的人，很容易走上违法犯罪的道路，酿成后悔终生的大祸。

第四章

人际健康——只有和谐交往，才能建立健康的人际关系

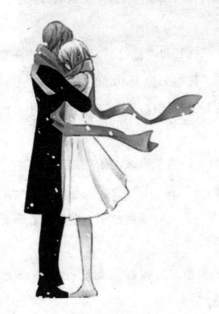

保持健康是做人的责任。

——斯宾诺莎

68. 少一些批评，多一些赞美

只要用心赞美他人，即使是一句简单的话，也能使他人感到快乐，同时也让自己收获幸福。听到赞美的话，人们一般都会感到愉快，小曼对此深有体会。

小曼是个天生的活动派，喜欢到世界各地旅行，每到一个地方，她都会努力学习一些当地的语言。她并不是语言天才，也不是什么语言学家，却懂得使用不同的语言对他人表达赞美之情。

看到抱着孩子的母亲，小曼会说："你长得真漂亮。"看到为了筹集孩子的学费而努力工作的推销员，她会说："你是一位了不起的好父亲。"看到劳累过度的餐馆服务员，她会说："你的服务很到位。"……靠着这样小小的赞美，小曼的朋友遍布世界各地。

赞美对于每个人都很重要，它宛如太阳散发出来的阳光，离开了它，自然界就无法开花和生长。可是，在我们的生活、工作中，很多人只会给他人提供批评的冷风，并不会给予任何的赞美；有时即使给了，也给得心不甘情不愿。

赞美价值无限大，为了证明赞美的价值，美国心理学家沃尔特·米歇尔曾在一所学校选取一个班级进行了实验。

米歇尔将整班学生分为三组，在五天内，一组学生因为之前的表现而不断地受到表扬；二组学生因为之前的表现而被批评；第三组，则被人们忽视。结果，被表扬的第一组成员，分数明显提高；被批评的学生分数也提高了一些；只有被忽视的学生，分数保持不动。

通过这个实验，米歇尔还发现了一个有趣的现象：受到批评的比较聪明的学生与被赞扬的学生得到老师的帮助同样多；但是面对批评，心理承受能力弱的学生表现得很糟糕，她们更多地需要表扬。

同样，教师也同意赞美的价值。纽约市某中学的自然科学老师班尼·波特说："当学生上交了在某方面超过他平常水平的作业时，非常渴望老师在作业本上写下一句赞美的评语。即使这个评语很短，也会让他感到欣慰并深受鼓舞。"

我们需要批评，更需要赞美。赞美，能使一个人创造出更大的人生价值。在人际交往中，真诚的、发自内心的赞美，可以让你的人际关系更加和谐，让你的事业更加畅通无阻。

从某种意义上来说，赞美是一种有效的感情投资。当然，有付出就会有回报。赞美领导，就会让领导心情愉悦，对你越发重视；赞美同事，就可以联络感情，增强团队精神，在合作中更加愉快；赞美下属，就可以赢得下属的敬重，激发出下属的工作热情和创造精神；赞美生意伙伴，则会赢得更多的合作机会，获取更多的利润。那么，怎样说出赞美之言呢？

1. 赞美之言只说一遍。同样的一句美言，听第一遍可能很开心，听第二遍可能就没有那么强烈的感觉了，听到第十遍时甚至可能腻味。这就是边际效益递减原则。因此，赞美之言只说一遍，不要反复说。

2. 使用不同的语言赞美。所谓赞美，其实就是将每个字都唱出一种从未有过、以后绝不会再有的意义。如果赞美对方的点和别人一样，怎么办？关键不在于说什么，而在于怎么说。因此，要使用不同的语言，对对方进行赞美。

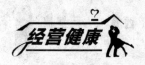

3. 抽象和形象。赞美的时候，要尽量把具体的事情抽象一些；相反，批评他人的时候，要尽量从抽象的水平降低到具体的角度。

4. 间接还是直接。赞美他人，究竟应该直接，还是要收敛一些？这一点，跟对方的文化背景有关。高语境的国家，人们说话一般都比较委婉，使用的赞美之言就要委婉一些；而低语境的国家，人们说话都比较直接，因此如果想赞美对方，直接说出即可。

5. 赞美要真诚。真诚的赞美，是心理学家朝思暮想的灵丹妙药，不仅能抚平人们内心的创伤，还可以帮助人们摆脱自卑，树立自信，改变人的一生。

69. 少一些挑衅，多一些妥协

妥协，是一种高尚的情怀，一种大气的人生。不要跟别人过不去，即使他让你过不去，你还可以绕行；不要跟自己过不去，否则就是给自己找不自在，为难的终究是自己。

弗雷德里克·纽曼博士是美国著名的焦虑症治疗专家。上大学的时候，他有个好朋友，认识五六年后两人成了室友。

过去两人仅仅偶尔在一起，纽曼觉得对方身上都是优点。可是，直到住在一起，他才发现，对方身上有很多癖好，如晚上喜欢开窗睡觉，身上盖一大堆被子。纽曼睡觉时一般都只盖一床被子，要关上窗户。后来，两人经过协调折中，结果是窗户只开一半。

类似的事情同样发生在200多年前的一个晚上。

富兰克林和亚当斯一起到纽约跟英军谈判，晚上两人在同一个房间休息，结果也为开窗通风的事发生了矛盾，最后富兰克林索性不再理会，自己去睡觉，矛盾才勉强解决。

每个人的性格和价值观都是很难改变的，和谐的人际交往，需要相互理解和包容，需要少些挑衅、多些妥协。

王涛在一家服装加工厂做技术工，崔海是他们的小组长，两个人平时关

系还不错。这天，崔海检查服装时，发现王涛做的衣服有问题，就按照规定，扣了王涛一个工分。王涛看到，让崔海手下留情，可是讲原则的崔海坚持按制度办事，一步都不退让。

王涛有点生气，就跟崔海争执起来。工友们围过来，纷纷劝阻，可是不管用。王涛说："你装什么大公无私，其实是大尾巴狼一个。"崔海听对方这样说，脸色也不好看，说："谁是大尾巴狼？你再说一句，我可生气了。"

王涛不以为然，又说了一句。崔海却笑着说："好，有种你就说一万句，我就告诉厂长去。"工友和王涛都被崔海逗乐了，因为大家都知道，崔海这样说其实是不想再吵下去了。最后，王涛笑着表示，愿意接受扣分。

崔海坚持原则，值得佩服。面对王涛的出言不逊，他并没有以牙还牙，也没有针锋相对，而是用一句幽默之语巧妙化解。这是故意妥协示弱，也是有智慧的妥协，因为王涛根本就不可能再说一万句。由此可见，发生矛盾争执时，我们完全可以通过示弱来避免矛盾的升级。

在人际交往中，妥协是一种智慧。有这样一段话：别跟小人过不去，因为他跟谁都过不去；别跟社会过不去，因为你会过不去；别跟自己过不去，因为所有都会过去；别跟往事过不去，因为它已经过去；别跟现实过不去，因为你还要过下去。

细细品味之下，就会发现，妥协才是人生的大智慧、真智慧。要想完善人际关系，就要学会妥协。事实证明，有成绩的人，大多都具备超常的妥协艺术。

善于妥协，不仅是一种智慧，更是一种美德。懂得妥协，是对对方利益的尊重，意味着将对方的利益看得和自身利益同样重要。

在个人权利日趋平等的现代生活中，人与人之间的尊重是相互的。只有尊重他人，才能获得他人的尊重。善于妥协，就会赢得别人更多的尊重，成为生活的智者和强者。

人与人之间的妥协，是一种谦让和宽容。妥协不是软弱，也不是认输，而是对生活、对人生的一种豁达。但是，妥协也不代表着放弃原则，更不是一味地让步。只要将妥协的分寸把握好了，所有的问题也都不是问题。

70. 少一些咆哮，多一些冷静

冷处理，不仅是人们处理问题的一种手段，更还是一种养生之道。紧张心理的刺激会影响内分泌功能，而内分泌功能的改变反过来又会让人们感到越发紧张，一旦形成恶性循环，就会对人们的身心健康造成严重伤害。

李瑞在一家公司做业务经理，本来业务马上就要谈成了，可客户却临时提出了新要求，苛刻无比；让人无法接受。

李瑞立刻找来公司业务骨干，加班加点讨论方案。可是，新方案还没交给客户，客户又提出了更苛刻的要求，大家彻底丧气，就像一个放了气的扁气球。李瑞决定先让大家休息几天，先把问题晾起来，过段时间再决策。谁知，冷处理的过程中，客户却主动让步了。

这个故事告诉我们：有时候，趁热打铁并不一定就正确，把矛盾放一放，冷静地思考和观察，或许更有利于问题的解决。

与人相处，小摩擦小误会避免不了。一旦出现了这些问题，不要急着跟对方理论，更不要急着大喊大叫，否则只会让情况变得更糟。应该让自己冷静下来，理智地处理。

安静处理问题，对于改善人际关系和身心健康都有好处，不仅可以有效防止事态扩大、矛盾加剧，还能够有效避免产生严重后果。意气用事，只会殃及自身。

对别人和自己都苛求的人，多半都会处于紧张的心理状态。面对各种复杂的变化，冷静地调整，从容不迫，游刃有余，受打击而不惊，才能化险为夷、转忧为喜。

每个人都会遇到不如意的事情，处理问题，要将心比心，大声指责他人的缺欠而忘了自己的不完美，只能显得自己懦弱。只有用冷静的姿态来处理问题，才能收获快乐的情绪体验。

1. 内心保持冷静。遇到问题时，要试着均匀地深呼吸，心里默默地跟自己讲话，慢慢重复类似"放松，保持冷静"的话。还可以将眼睛闭上几秒钟，想象一幅放松的画面、一些让自己冷静或高兴的事情。

2. 先停下来。如果感到周围的紧张气氛越来越严重，就要先停止讨论，等双方都冷静下来时再重新开始。随着时间推移，人们考虑问题的角度会更加客观，问题也会在你的脑海中更明确。

3. 选择正确的媒介传递信息。一个人生气时，很容易愤怒地发出一封措辞严厉的电子邮件，或者冲到办公桌对面去斥责对方。如若想让自己冷静下来，就要选择正确的媒介来传递信息。

4. 站在对方角度考虑问题。如果发现自己对某个人很生气，或者已经成为他们愤怒的对象，就要花一点时间站在对方的角度进行考虑。每个人都会遇到困难和压力，当你能够将对方看作易犯错误的正常人，理解他也如你一样在努力完成工作，就容易冷静下来，并找到解决问题的钥匙。

5. 缓和你的语气。如果想让对方接受你，就要先仔细倾听，并使用类似"我明白"等短语，表示你愿意了解他们的观点。不要使用强烈的语气或侮辱性的言论，不要使用类似"总是"或"从不"等词语，否则不仅不准确，还会弱化你的观点。

71. 少一些计较，多一些大度

斤斤计较的人，对人对事，都会充满了不满；总是与人闹意见，分歧不断，内心充满了冲突；他们的心胸经常会被怨气堵塞，日积月累便会成为忧患，忧心忡忡的人怎么会有好日子过？

这天，小东和小杜因为一点小事发生了口角。

小东怀疑小杜在背后说了他的坏话，前去质问，双方吵得不可开交。小东非常生气，找来表哥来教训小杜。小杜也不甘示弱，找来邻居大哥。之后，双方又分别找来一些帮手，两角矛盾变成了四角、多角矛盾，战争一触即发。幸亏被老板及时发现，才避免了这一战争。

小东和小杜的矛盾本来是同事交往中的正常矛盾。

在人际交往中，每个人的性格、兴趣、修养和对问题的看法等都是不相同的，磕磕碰碰是难免的，只要本着理解、宽容的心态，就能减少或消除矛盾，维持正常的人际关系。小东和小杜却没有正确地看待和解决这些矛盾，让小矛盾变成了大矛盾，甚至差点酿成大祸。

不管是与人交往，还是维护友谊，宽容大度都是很重要的。联合国教科文组织曾提出过教育的四大支柱：学会认知，学会做事，学会共处，学会做人。而宽容大度又是"共处"的必备条件之一。可是，在如今的生活中，大度的人不多，斤斤计较的人却不少。

买东西时，他们会算计到几分几厘钱；与人交往，更在意自己是否会吃亏上当。一旦有人与他为难，他们绝不会忍气吞声，定然要争辩个是非曲直。他们看重的是自己得到了什么，计较自己失去了什么，可结果却不见得能比别人得到得多多少，也不一定会比别人快乐多少。

研究证明，太过斤斤计较的人一般都不幸，甚至是多病和短命的。90%以上的人会患有心理疾病。一旦长期陷入一事一物的纠缠里，还容易引起焦虑。

太爱计较的人，通常都想得到的太多，无法轻松地生活；他们心理阴暗，处处担心，事事设防，内心污浊一片；他们的心率一般都较快，会伴有失眠、消化系统疾病及神经性、皮肤性等疾病。

威廉曾经就是一个喜欢斤斤计较的人，因此30岁之前的他浑身上下都是病，几乎每天都要跟医院打交道。32岁那年，他终于想明白了，心胸豁然开阔。

在社会中生活，我们会接触到形形色色的人、各种各样的事，甚至还可能遭遇不公正的待遇，可能会与他人发生误会。如果这些误会或错误无足轻重，放过去无伤大局，就没必要伤心劳累地纠正它、改变它。

揪着别人的缺陷指责别人，远不如及时发现自己的缺陷，完善自己。人们常说："凡事不能不认真"。但一件事情是否该认真对待，要根据具体场合来定。退一步海阔天空，换个思维方式，所有的问题都会轻易解决。

72. 少一些自私，多一些慷慨

与人相处，有些人总想捞点好处。这样的交往是有目的的，要么冲着别人的位子，要么想从别人那里得到实惠，要么为了一事之求……如果对方无法为自己提供实质性的帮助，他就不愿意和对方交往。有了这种自私自利的心理，很容易伤害到别人，一旦别人认清了他的真面目，必然会果然中断与其交往。

在生活中，人际关系好的人一般都慷慨、不自私。小冰就是这样的一个人。

同事都把小冰看作是活雷锋，因为小冰善于发现别人的需要，并主动帮助他人，会慷慨、真诚地为他人付出。可是，家人却说小冰是"不长后脚跟的人"。

为了帮助别人，小冰经常会到处奔波、劳碌，自然也就忽略了家人和自己的需要。小冰有时感到很愧对家人，但是他认为只为自己的需要而活是非常自私的，因此他依然乐此不渡地帮助别人。

小冰的社交能力很强，也很讨人喜欢，各种类型的朋友都有。

与人交往，不为小事而斤斤计较，对待别人慷慨大方、善待他人，才能受到更多人的尊重与欢迎。

慷慨也是一种智慧的所在。自私是一种近似本能的欲望，长于我们的心灵深处。自私者在从事自私行为的同时，通常也能看到自己的行为可能损及别人的利益，可是他们依然会为了自己的利益而想尽一切办法。

自私心理潜藏得一般都比较深，人们一般都不知道其存在与表现。做事自私的人，并不知道自己是在做自私的事，相反在侵占别人利益时他们还会感到心安理得。

自私，有程度上的不同。自私心小的人，一般都比较在意个人得失、有私心杂念、不讲公德。私心严重的人，则更加贪婪，为达个人目的不择手段，侵吞公款、诬陷他人、铤而走险……只要对自己有利的，都会去做。

自私之心是万恶之源，太"自私"的人一般都心胸狭窄，心里只有自己。他们无法容忍别人比自己强，在他的世界里只能有自己。如果看到别人比自己强，就会认为自己是别人的陪衬，会感到烦躁不安、心神不定，简直连日子都没法过；他们无法忍受他人的批评，不能受到一点委屈和无意的伤害，否则便会耿耿于怀、伺机报复。

自私是每个人的天性，自私是一种坏的行为习惯，做人就要把好度，不能太自私。与人交往一毛不拔，只会让人瞧不起。做人太自私，连真正的朋友都不会有。

在人际交往中，就要慷慨一些。自私自利的人，即使是如发丝一般细小的利益也会被其看成像车轮那么大。要想彻底走出自我的小圈子，就要将自己放下，将自己的心胸放宽、放大。

俗话说："心底无私天地宽"。自己天地宽广了，才能看到大世面，才能见多识广；有了知识和远见，才能不断提升自己的境界。境界越高，天地越宽；视野越开阔，就越有见识，才能实现"心多大舞台就有多大"的美好愿景。

73. 少一些诋毁，多一些认可

在"今日头条"客户端，看到过这样一则新闻：

凡客创始人陈年作客某访谈节目时，谈到对诗人穆旦的敬仰之情，他称跟穆旦的儿子取得联系时自己很激动。主持人说："这种感觉就相当于我们看到周杰伦了。"陈年说："我觉得，穆旦能甩周杰伦几十万条街。一百年后大家肯定都还记得穆旦，周杰伦肯定就是垃圾了。"

此话一出，引起众怒，周杰伦的粉丝们更是摩拳擦掌。

我对陈年了解不多，也没有在凡客诚品买过物品，对凡客的认识可能就是因为2010年兴起的"凡客体"热潮，因为当时韩寒和王珞丹等代言的品牌广告贴满了公交站台，极目之处，都是"凡客体"。当然，我也不是周杰伦的粉丝。

之前我没有听过穆旦的名字，因此还特意到网上搜索了一下，才知他是个爱国诗人、翻译家。由于没拜读过穆旦先生的诗歌，不了解他的伟大之处，自然也就不知道他在陈年心里的位置。

我不会偏颇于某一方，只是作为一个中立者，我觉得不能用诋毁别人的方式来突出你推崇的人，否则只会显得你素质低下。即使读再多伟大的诗篇，也无法升华你的人文素养。诋毁周杰伦，也就相当于诋毁了热爱周杰伦的歌迷们；抨击他们的偶像，也就相当于嘲笑他们的品位不高；抬高自己崇拜的人，难道真的可以自我炫耀？

其实，阳春白雪和下里巴人都各有各的好，每个人都有每个人的喜好，完全不必非要拼个高低。人际交往中，何尝不是如此。一味地诋毁对方，只会影响人们之间的社交关系。

现实中，人们很容易走入一个误区，认为多说别人的坏话，把别人搞臭了，自己就可以得到重用。可是结果呢？非但没有把别人搞臭，反而让那人得到了重用。

我国古代伟大的教育家、政治家和思想家孔子在《论语》中讲："君子坦荡荡，小人长戚戚"。意思就是说，圣明的人不管做什么事情都是心怀坦荡、豁达和大度，而小人则心胸狭隘、嫉妒不平、斤斤计较。

之所以会出现这样完全不同的心理状态，主要原因就在于是否具有嫉妒心理存在。圣人贤达之所以坦荡豁达，就是因为他们不仅愿意看到他人的进步，更愿意成人之美，无私地为他们提供帮助；而小人之所以嫉妒不平，是因为他们只想自己比他人强，不愿他人比自己好，一旦看到他人取得进步、领先自己，就会感到心理异常不平衡，心生不满不悦，甚至会想办法诋毁和抹黑他人。

要想成为一个受人欢迎、令人尊敬之人，就要多做成人之美的好事，不能有任何诋毁和抹黑他人的恶行和劣品。诽谤、诋毁别人，是一种非常拙劣的手段，是一种愚昧和无知的做法；多一些认可，多一些理解，才会赢得他人的尊敬，才能让对方接受你。

74．少一些责怪，多一些理解

美国的开国元勋杰菲逊曾说过这样一句名言："也许我不同意你的观点，但我一定举双手维护你说话的权利。"究竟什么是换位思考？其实就是移情，理解别人的想法、感受，从对方的立场来看事情，用别人的心境来思考问题。

看到别人遇到了痛苦的事，有些人就会安慰他，想要抚平别人的创伤。可是，事实却并非那么简单。

丈夫心脏病复发去世，料理完丧事，小倩疲倦不堪地回到家。之后，就开始面对亲友日复一日地关心询问："他是怎么死的？""你怎么没有及时呼救？""之前你们夫妻吵过架吗？""天哪，怎么会发生这种事。""以后，你要母兼父职，好好照顾小孩。"……

亲朋好友的出发点当然是关心，但对处于情绪低潮的小倩，却造成了重大伤害。后来，只要一听到有人敲门，小倩就会感到异常害怕。

其实，遇到这种事，小倩最需要的是体谅，但却没有人给她。生活中，我们有时很想为他人提供帮助，但帮助别人只有好心是不够的，还需要设身处地地理解他人。

中国人有句俗话："狗咬吕洞宾，不识好人心"。意思是说，好心没有得到好报。为什么好心得不到好报？可能性无非有两种：一种是对方冷血，无情无义，跟这种人自然谈不起来，唯一的选择就是不与之往来；一种可能是，你根本就不知道对方真正需要的是什么，只是凭自己的主观愿望予以同情或施舍，令对方感到反感。如果你的好心正戳到了对方的痛处，他自然不会对你表示深切的谢意。

理解是人和人之间交流的平台。交流是理解的一个先决条件，理解就是懂得对方，就是人与人之间心与心的交流。

有些人本质上很善良，但人际交往的质量却很差，人际关系紧张，经常发生冲突。自己也感到很委屈，因为他确实不想害人。造成这种结果的最重要原因就是，对他人缺少理解。在这个问题上，很多人都有一种心理误区：不熟悉的人才会缺乏理解，熟悉的人就不存在这个问题了。其实不然。不要认为，熟悉的人甚至最亲近的人就一定理解得很真切。世界上最难做到的事就是真正理解他人的内心，不管对方是什么人，也无论他与你是什么关系。

"移情"是一种理解他人的方法，虽然无法完全、彻底地解决问题，但至少会给你提供有益的帮助。所谓移情，就是感受他人的思想、情绪，用他人的思想方法进行思考。也就是说，用他人自身的观点去理解他人。换言之，就是从别人的角度考虑问题，最大限度地缩减从自我出发的主观性。这样，就能跟对方想到一块去，相互间就能达到较高程度的理解，建立起亲密的关系。

75. 少一些邪恶，多一些善良

　　中华民族是一个历史悠久的民族，五千年来一直都在坚守着众多值得称赞的美德。其中最闪亮的那颗星星，就是善良之心。

　　小艾是一个心地善良的小姑娘，从小到大，身边一直都不缺少朋友。进入公司后，没用多长时间，小艾就交到了好多朋友。小艾为什么有如此大的魅力？这与她善良的本性有很大关系。小艾心地善良，说话算话、讲信誉、重信用、不说假话。不仅如此，如果同事遇到了问题或困难，她总能及时伸出热情的双手……

　　古人云，"人心一真，便霜可飞、城可摧、金石可贯""精诚所至，金石为开"……

　　心地善良，是打开人们心灵的神奇钥匙。在人际交往中，只有与人为善，才能与人建立和保持友好的关系；只有心地善良的人，才能赢得别人的信任。所以，应该从小树立"言而有信，无信不立"的观念，让自己有一颗善良之心。

　　心地善良的人，总会用真诚的微笑示人，用阳光的心态看人，用发自内心的行为帮助别人；他们心地澄明，行为坦荡，与人相处融洽，不喜欢嫉妒，不仇视他人，不喜欢攀比；而心地不善良的人，往往都心胸狭隘、心怀敌意，睚眦必报，嫉恨强于自己的人，歧视弱于自己的人，甚至恶意侵害他人。

为了让自己成为一个心地善良的人，就要从以下几点做起：

1. 友好真诚地对待他人。处世待人最重要的一个字就是——诚。以诚待人，会让自己魅力无穷，会在人们心灵之间架起信赖之桥。真诚虽然可以换来真诚，但我们也不是为了他人的回报才真诚待人，以此为动机，本身已经不够真诚，因为真诚不含有任何杂质。

2. 跟他人和谐相处。中国人对于"和合"文化的崇尚由来已久，有关这方面的理论阐述更是博大精深。如果想善良待人，就要跟他人和谐相处，少些矛盾，少些怨恨。

3. 心平气和地与人交谈。心地善良，是一个人融入社会的前提：爱群、利群、乐群。心地善良的人总是心平气和地与别人探讨问题，在别人遭遇困难时也会伸出援手。

4. 设身处地地为对方多想。人与人之间的个体差异客观存在，不要渴求或强迫别人与自己完全一样，不要把自己的兴趣、爱好等强加到别人身上，要设身处地地多为他人着想。

5. 心怀善念，胸怀宽阔。宽以待人，就能与邻里和睦相处，就会出现"近邻"胜过"远亲"的场景。人与人的差异是普遍存在的，如果想心存善念，就要让自己的胸怀宽广一些，少一些计较。

76. 少一些死板，多一些幽默

幽默是一种人际沟通的行为，能促进人际互动、增进友情，对于人际间的距离有着重要影响。幽默可以使人际关系变得和谐，如果众人都能为同一件事开怀大笑，就说明他们有着共同的生活经验、态度或信念。在构成、促进人际关系上，幽默感的存在相当重要。

在公共汽车上，乘客太多，人们发生了争吵。售票员大声喊着："不要挤。"可是，即使她扯破了嗓子，依然无济于事。这时候，一个小伙子嚷道："别挤了，再挤我就变成相片啦。"听到这句话，车厢里立刻爆发出一阵欢乐的笑声，人们的烦恼也被抛到九霄云外。

幽默的语言，不仅能让社交气氛轻松、融洽，还有利于人与人之间的交流。在疲劳的旅途上、焦急的等待中，一句幽默话、一个风趣故事，都可以让人笑逐颜开、疲劳顿消。这里，正是幽默润滑调解了紧张的人际关系。

幽默，是人与人交往的催化剂，会让你拥有更多朋友。此外，幽默还有自我解嘲的功用。在对话、演讲等场合，难免会遇到一些尴尬的处境，优秀的表演者都会用几句幽默的语言来自我解嘲，在轻松愉快的笑声中缓解紧张尴尬的气氛，从而使自己走出困境。

这天，一位教授要给学生作演讲。教授是个秃头，到了现场，他发现全场观众还不到一半，心里有些失望。但他很快调整了情绪，恢复了自信。他自我介绍说："一位朋友说我聪明透顶，我含笑回答说：'你小看我了，我早就聪明绝顶了。'"然后，他指了指自己的头说，"我今天演讲的题目是：外表美是心灵美的反映。"

就这样，教授开始了自己的演讲，整个会场充满了活跃的气氛，观众立刻对教授产生了好感；有些人甚至还发短信，叫来了其他不愿听演讲的学生，会场很快就坐满了。

不可否认，正是幽默改变了教授的处境。

当然，幽默虽然能够促进人际关系的和谐，但如果运用不当，也会适得其反，造成冲突。

在一家饭店，食客生气地对服务员大声嚷叫着："这究竟是怎么回事？这只鸡，腿怎么一条比另一条短？"服务员幽默地说："你到底是要吃它，还是要跟它跳舞？"

食客听了十分生气，于是一场本来可以化为乌有的争吵便发生了。

幽默是一种优美的健康的品质，也是现代人应该具备的素质。即使真想幽默一把，也要高雅得体，态度和善。幽默且不失分寸，才能促使人际关系和谐融洽。

1. 幽默必须真实而自然。很多人都会把幽默的力量运用得自如、真实而自然，没有耸人听闻，也不哗众取宠，更不是做戏。因为他们都知道，沉浸于妙语和笑话中，对个人的形象塑造并没有帮助。

2. 取笑自己，善于自贬。海利·福斯第说："笑的金科玉律是，不论你想笑别人什么，先笑你自己。"不仅可以取笑自己的观念、遭遇、缺点和失误，有时还要笑笑自己的狼狈处境。如果你连自己都不敢嘲笑，自然也就无权跟别人开玩笑了。

77. 少一些沮丧，多一些快乐

任何事物都有其两面性，这是事物本身所决定的。乐观的人通常都能看到事物的好处，而悲观的人则容易看到事物的坏处。例如，大家一起在花园散步，看到花坛里的月季花盛开怒放。有人说："哇，多美的月季花呀！"有人则会说："我最讨厌月季花啦，全身都是刺，扎着多痛啊。"如果想让自己多一些快乐，就要多想想事情好的方面。

一直以来，成为像可可·香奈儿一样的独立女性都是林芬的梦想。为了实现自己的理想，她放弃了家族企业的继承权，大学一毕业就只身来到上海创业。

林芬不仅热爱工作，而且也热衷于旅行，巴黎、米兰、瑞士、威尼斯、东京……只要有旅行的冲动，她就会背起背包，独自到世界上任何一个地方，享受不同文化的冲击。

林芬还喜欢冒险，曾经横穿青藏高原，一点都不怕所谓的死亡公路带。保持乐观积极的态度，建立良好的社交圈，让林芬充满了正能量。

也许是出身商业世家，林芬似乎天生拥有商业基因，自幼的耳濡目染更让她受益匪浅。17岁时，林芬就代表家族企业与竞争对手谈判，气势毫不逊于成年商人。

在林芬看来，工作和生活并不用分开，工作本就是生活的一部分，这是再正常不过的事。很多时候，她甚至还能将工作变为乐趣，散发出正能量感染周围的人。

正是因为自己的生活少了一些沮丧，多了一分快乐，自己的心态始终充满阳光，林芬才拥有了众多朋友。

确实如此。如果这里有两个人：一个人整天闷闷不乐、心情沮丧，做什么事情都提不起精神；而另一个却积极乐观，生活充满阳光，每天都是快快乐乐的……你会跟谁做朋友？

想必，大家的答案都是一样的：选择后一位。

没有谁愿意跟沮丧的人交朋友，只有快乐、乐观才能吸引更多的朋友，才能让你拥有好人缘。但是，生活中，人生不如意十之八九，面对这些糟心的事情，该如何调节，让自己少一分沮丧，多一些快乐呢？

1. 要有正确的归因论。悲观的人，通常都会将成功的原因归结到消极的既不可靠又不稳定的因素上，如凑巧、走运，瞎猫碰上个死老鼠等。这样的人，怎么可能看到美好的前景和成功的希望呢？成功的原因是自己不能控制的运气或巧合，失败的原因则是固定不变的，如自己脑子笨、能力差等。要想让自己乐观起来，就要改变不理智、不客观的情状。将所有事情的主要原因都归结到能控制、能改变的因素上来，才能看到希望。

2. 改变应对方式。遇到困境，悲观的人会自责，陷入自卑的痛苦中而不能自拔，或采取退缩回避的方法来应对，这两种方式都是消极的，只会给自己带来更多的忧伤、埋怨，只能让自己更加悲观。而乐观者碰到困境时，能从主观上思考自己哪些做得不够或判断错误，找出纠正的方法，同时去找寻客观原因，提出改进方法，自然容易走出困境重获信心。

3. 树立信心，体验成功。缺乏信心，是悲观人的通病。因此，树立信心是从悲观情绪走向乐观情绪的关键。为了树立信心，就要不断地去体验成功，从成功中培养自己的兴趣，屡屡成功，信心也就树立起来了，众多小成功累积起来就可以实现大目标。

78. 少一些哭泣，多一些笑声

在与人交往时，一定要时刻保持微笑，如同站在舞台上一样。如此，不仅能给对方留下美好难忘的印象，还能让自己在生活中处处获益。给别人一个浅浅的微笑，你就会有意想不到的收获。在保险界，相信只要一提起原一平，人们都会竖起大拇指。为何？看了下面的故事你就会知道了。

原一平相貌平平，身高1.53米，30多岁的时候开始推销保险。可是开始的7个月，原一平没有推销出一份保单。没钱租房子，原一平只好将公园的长椅当成床；没钱吃饭，他就吃专供流浪者的剩饭；没钱坐车，他就步行前往自己想去的地方。

原一平知道，虽然外在的环境对人有一定的制约，但所谓快乐却是不用太多外在的理由，它完全是一种可以自我做主的内在心态。

原一平不认为自己是个失败的人，每当清晨从公园长椅上"起床"、徒步去上班时，他都步履轻松，吹着口哨，热情主动地向迎面见到的人微笑、打招呼，对于他人是否在意或者回报给他微笑，他毫不在意。他的微笑永远是真诚的，他的状态看上去永远是精神抖擞、充满自信的。

终于有一天，一个常去公园散步的富翁对原一平的微笑产生了兴趣。富翁不明白，一个如此贫困的人怎么总是那样快乐？富翁想邀请原一平吃顿饭，他却婉言拒绝了。而原一平请求这位富翁买他一份保险，于是他有了自己的第一笔业绩。

富翁感到惊奇，立刻就给原一平介绍了一些商场上的朋友，原一平用自己的自信和微笑感染了越来越多的人，终于成为日本到目前为止签下保单金额最多的保险推销员，他的微笑也被称为"全日本最自信的微笑"。

原一平认为，走向成功的路有很多条，微笑和自信只是帮助我们走向成功的一种，但又是不可缺少的方式。这个故事告诉我们：给自己一份自信，给他人一个微笑，成功就会渐渐地向我们靠拢。

一位成功人士曾经这样总结自己的成功秘诀：如果你长相平平，就让自己有才气；如果你没有才气，就让自己经常微笑。微笑是一种令人愉快的表情，在人际交往中发挥着极其重要的作用。生活中，没有什么比灿烂的微笑更能提升你的个人魅力，更能打动人心了。

一名应聘者到一家刚刚成立的公司应聘，看到公司内部设施简陋，便一脸不快，毫无兴致。老板看到他的表情，便不想与之继续交谈。而另一位应聘者从进入到离开，一直都面带微笑。他对老板说："如果您聘用我，我将非常高兴，我一定会努力工作。"老板对他产生了好感，面试通过。

拿破仑·希尔总结微笑的力量说："真诚的微笑，其效用如同神奇的按钮，能立即接通他人友善的感情，因为它在告诉对方：我喜欢你，我愿意做你的朋友。同时也在说：我认为你也会喜欢我的。"

即使不善于微笑，也要强迫自己微笑，因为面带微笑的人永远受欢迎。因此，每次和别人见面之前，完全可以想想必须感激的人，然后带着微笑去跟对方交谈。微笑不仅表达了你对对方的善意和信任，它还向别人暗示了：你值得我对你微笑。

上班的时候，对大楼电梯管理员微笑，对门口的警卫微笑，对公交车的售票员微笑……对见到的所有人微笑，你很快就会发现，每一个人也会对你报以微笑。

79. 少一些黑暗，多一些光明

　　一个人的生存与生活，离不开整个社会化的交往和支持。要想让自己生活得更加平静安康，就要宽容待人、理智待物。只有坦坦荡荡做人，平平静静做事，才能心安理得地享受生活。

　　一位职场女高管在谈起自己职场感受时，说："这么多年来，我最大的感受就是坦坦荡荡做人。人们都说女人心细，但心细并不代表心胸狭窄，我们依然可以坦坦荡荡。从我初涉职场到现在，遇到的事情太多，被客户拒绝，甚至痛骂；被领导批评，被同事指指点点，我都会告诉自己，无论什么情况，都不能做'小人'，不能背后何人使阴招……"

　　可是，在现实中，很多人却不懂得这一点。在公司做文职的丽莎，正面临转正。为了更好地表现自己，争取顺利地留在公司，丽莎不仅在工作中积极表现，在背后也是用尽了心思，希望让自己拥有好人缘，争取在年底考核中，取得好成绩。

　　公司举行内部培训，丽莎与人事部同事坐在一起。虽然两个人都是同一个部门，但为了给人事部的人留下一个好印象，丽莎故意说起竞争者的坏话、公司的后台、人际关系等。可是，丽莎的行为不仅没有赢得人们对她的好感，反而都觉得她是个长舌妇。渐渐地，同事们都离她越来越远。

这件事情并没有到此为止，丽莎背后使阴招的事情很快就传到了公司领导耳朵里。两个月后，丽莎因为自己不够坦荡，喜欢在背后放冷箭，被公司解雇。

　　在任何时候，只要是人际交往，都需要堂堂正正做人，认认真真做事。做人，一定要光明磊落，坦坦荡荡；做事，一定要光明正大，无愧于心。

　　做人一定要真实，不能装，不能虚伪，靠装得来的人生，必定处处充满虚伪和欺骗。你在别人面前装，别人也会在你面前装，如此活得又假又累，自然得不到别人的真心。这样的人，不但不会得到好人缘，还会让人瞧不起，注定一辈子生活在阴暗里。

　　只有真实地做自己，才能真正获得朋友的信任，得到众人的真心。要做到人前人后一致，不能当面一套背后一套。在人前笑脸相迎，背后却暗地里对别人捅刀子，这样两面三刀、阴险的小人注定会被别人捅刀子，还要受到良心的谴责。

　　前段时间，反腐剧《人民的名义》热播。剧中，郑西坡与儿子有段对话：
"你看现在满大街都是鬼，干吗非得咱们爷俩儿做人呢？"

　　"我就不信了，朗朗乾坤能有几个鬼？只要不放弃做人的底线，再多的鬼也不怕。"

　　郑西坡以一身的凛然正气，告诉儿子：即使是小鬼遍布，也要光明磊落，做坦坦荡荡的人。

　　光明磊落的人，可以坦然面对任何人的眼光，不会惧怕任何小人的偷窥，因为他们胸怀坦荡，问心无愧；他们不沾俗气，浑身散发着正气，一定会受到他人的喜爱和尊敬；他们懂得换位思考，凡事都会站在他人的立场，为他人着想，不会为了一己之私而损害他人利益；当受到别人中伤时，他们会安之若素，清者自清。

　　要想建立和谐的人际关系，就要努力做一个光明磊落、堂堂正正、坦坦

荡荡、问心无愧之人。因为只有这样的人，才能淡泊名利、悠闲从容、心平气和地对待身边的人和事，才能靠着自己的凛然正气乘风破浪、直挂云帆、所向披靡。

80. 少一些阴影，多一些阳光

希腊哲学家伊皮克·特德说："使人不安的不是事物本身，而是人通过事物做出的结论。"消极思想和情感对人的影响比人意料的还要大。不仅会让我们的思考停滞，还会让我们对自身产生怀疑，使人不能安眠、人际关系变得复杂。有这样一个小故事：

小猫汤姆和托比都觉得影子讨厌，决定摆脱它。可是，无论走到哪里，汤姆和托比发现，只要阳光一出来，就会看到自己的影子。不过，汤姆和托比最后都找到了解决办法。汤姆的方法是，永远闭上眼睛；托比的办法则是，永远待在其他东西的阴影里。

这个寓言故事告诉我们，一个小的心理问题是完全可以变成更大的心理问题的。

所有心理问题都源自对事实的扭曲，发展到最后，通常的解决办法只有两个：要么像小猫汤姆一样，彻底扭曲自己的体验，对生命中所有重要的负性事实都视而不见；要么像小猫托比一样，干脆投靠痛苦，把所有事情都搞得非常糟糕。

人际交往亦是如此。少一些阴影，多一些阳光，也是拥有好人缘的关键。

连续 6 年保持世界销售第一记录的夏木志郎先生，曾经说过这样一段话：

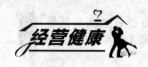
"每当到了傍晚6点钟时，我就会将所有的失败都忘掉，否则，对于明天的生意是会有所妨碍的；在清早起来的时候，嘴里也一定说'今天真是个好日子'；踏入办公室之前，就会想一些过去成功的事情；在与客户接洽的过程中，脑子里便会浮现出与对方顺利签订契约的情景来。"

当你心目中有了一个对自己彻底肯定的信念时，跟对方交涉的成功率也会必然提高。在与人交涉的时候，千万不要总是想着那些曾遭遇失败的事情，要尽量用肯定语来代替否定语，并不时地激励自己。在人际交往中充满自信，对进行成功的社交活动是至关重要的。

在人际交往和日常生活中，有心理阴影的人通常会做出以下表现：

1. 反正也干不好，不干就算了。心理有阴影的人，总是将事物的前景预料得很糟，会将注意力集中在冒险几率上。这也是人们为什么不对成功念念不忘、总对失败耿耿于怀的原因。

2. 如果我能……就好了。心理有阴影的人，不仅会为自己的未来无端忧虑，还会被过去的失败和失意的阴影所笼罩，固执地独自沉浸在其中，无法忘记伤痛。

3. 我还不够好。在越来越功利的社会里，自我怀疑、胆怯和自卑情绪泛滥，喜欢妒忌成功的人。每个人都希望自己能够有用武之地，都想将自我最完美的一面呈现在别人面前，希望成功，被重视、有运气。可是，这不仅不现实，也非常不人道，无休止地攀比和追求只能带来无尽的失望和自我贬值。

4. 人性非常丑恶。将自己与他人的不愉快情景广泛化、扩大化，人们在与他人的再次接触中，就会产生先入为主的坏印象。

有消极思想的人，无论成功或失败，总会在暗地里存在一种否定性的思考。这种思考方式往往会影响人们的判断能力，必须根除掉深藏于内心的消极思想。

81. 少一些沮丧，多一些希望

　　李梅的公司原来有十几个人的，现在只剩两个。司机现在也开始偷懒，只会将李梅和同事送到村口的一棵大榕树下，离家还有一段距离，因此李梅二人每次回家都要经过几处人家。

　　同事是个开朗的人，经过每家时几乎都跟人家打招呼。李梅都不认识这些人，只能在旁边赔着笑脸。同事是个很好相处的人，乐观豁达，喜欢微笑，容易亲近。

　　每个人身上都带有能量，健康、积极、乐观的人带有正能量，跟这样的人交往，你就会接收到正能量，让你感受到那种快乐向上的感觉，让你觉得活着是一件很值得、很舒服、很有趣的事情。悲观、体弱、绝望的人则刚好相反。

　　人们都喜欢和心怀希望的人交朋友，没有谁喜欢和满脸沮丧、终日抱怨的人在一起。充满希望的人，好像总在向外界辐射着强大的能量，人们会不由自主地受到他的吸引。跟他一起共事，任何困难都不能使之退缩，他总能鼓舞起大家乐观、向上的情绪。

　　世界成功学之父——卡耐基，有一个很重要的理念：你的生活是由你的心态造成，有什么样的心态就有什么样的生活，有什么样的选择就有什么样的结果。一张白纸可以被当作废纸扔在地上，被人踩来踩去；也可以作画写

字；更可以折成纸飞机，飞得很高，使人仰望。

一张白纸尚有多种命运，更何况人呢？命运如纸，只要对自己充满了希望，无论它怎样变化，遭受怎样的挫折与磨难，依然是有价值的。

很久以前看过一幅漫画：两个小孩背靠背站在草地上，男孩脚下有一个足球，女孩身边有一把铁锹。两人望着正在下雨的天空，男孩哭了，女孩笑了。

社会是由形形色色的人组成的，每个人的性格、爱好、习惯和信仰迥然不同，各有各的魅力。每个人都会有自己的喜恶，会有自己对人对事的看法，不能用自己的标准去要求别人，更不能在没有深入交往的情况下，单凭第一印象就对对方横挑鼻子竖挑眼，妄下断语或猜测。

在人际交往中，尽量按上述原则行事，就会成为一个受人欢迎的人。但需要提醒的是，现实生活中，有人喜欢你，就会有人讨厌你。这就是现实社会，不要期望每个人都喜欢你，这根本是不可能的。少一些沮丧，就多一些希望！

82. 少一些自负，多一些谦虚

要正确处理人际关系，首先就要正确认识和对待自己，要谦虚，不自满，不自矜，不居功；要看到自己的不足，摆正自己的位置，虚心向他人学习。一旦在内心自觉地树立起这种态度，接人待物就会十分恭敬，赢得众人的好感；当与他人发生矛盾、出现利害冲突时，则要主动礼让。懂得谦让敬礼，自然就容易处理好人际关系。

李涛是某重点中学高二的学生，成绩在班上名列前茅。但他仍然觉得很苦恼，因为他的人际关系很差。他觉得，其他同学都成绩不好，还嫉妒他。做作业或看书的时候，如果有同学让他拿作业给他抄或叫他传递东西，打乱了他的思路，他就会不高兴。

有自负心理的人一般都自尊心很强，觉得自己很了不起，喜欢将自己凌驾于别人之上。与人交往时，他们更喜欢将自己的观点强加于人，即使明知自己错误，也不愿意改变自己、接受别人的观点；做事以自我为中心，不懂得关心别人，却要求别人都为自己服务；妒忌别人的成绩，对别人的失败幸灾乐祸，不向别人提供任何有价值的信息。

自负性格的产生，主要在于错误的自我意识。自负的人，一般都缺乏修养，喜欢用清高、盛气凌人等来显示自己的优越，对他人缺少尊重；他们唯

我独尊，趾高气扬，轻视别人，贬低别人、嘲笑别人，听不进别人的意见，怎么与人相处？

谦虚与否带来的损益，会在很大程度上体现在人际关系上。不谦虚，自视过高，谁也看不上，有点成绩就自满，有点功劳就骄傲，给人一点好处就以恩人自居，以至出言不逊，盛气凌人。如此，即使你能力再强，再有权势，也不可能得到大家衷心的爱戴和尊敬。

周恩来总理的一个突出优点就是谦让，虽然他为党和人民的事业做出过很大贡献，在党内享有崇高威信，又一直担任党和国家的领导职务，但他从不居功自傲，总把自己看作一名普通党员，总是检讨自己的缺点和不足。

周恩来是南昌起义的前敌委员会书记，可他从来都不会主动对人们谈起这段历史。新中国成立后周恩来曾多次到南昌，江西省的同志几次请他参观南昌起义旧址谈谈当年的情况，他总是婉言谢绝。

八一电影厂准备拍摄反映南昌起义的电影，报上去的计划却被他多次搁置。每次谈到南昌起义，他都提出不要突出他个人的作用，要多宣传贺龙、叶挺、朱德、刘伯承等同志。正是这种不居功、不透过的态度，让周恩来赢得了党内外同志的格外敬重。

讲求谦虚不仅是处世美德，更是一种渗透着人文精神、充满了辩证哲理的人生态度。只有人超越动物的本能，为了远大理想，为了共同利益，为了群体和谐，为了维护人格和自尊，肯于舍弃现实的利益，才能够名利双收。

83. 少一些利己，多一些利他

有这样一个认知科学的实验：

工作人员将一只猩猩关在笼子里，笼子外放了一个盘子，盘子里有两根香蕉。可是盘子有点远，猩猩吃不到。盘子的两端连着绳子，只拉一头绳子会脱落；可是，因为笼子的限制，一只猩猩只能拉绳子的一头，于是给它放个伙伴进来，合作拉绳子。盘子被拉近，就能够着香蕉了。可是，猩猩世界的规则是，两根香蕉归那只更强壮的猩猩吃，另一个合作者没份儿。于是下一次，那个合作者就不干了。而人类则偏向于平分香蕉的思考方式：其一，既然是合作的成果，当然要分享而不能独占；其二，这样下次还可以合作。

另一个实验是：

将两个杯子倒扣在桌上，一个下面有香蕉，一个下面没有。研究人员给猩猩指扣着香蕉的那个杯子，猩猩不相信人类会这么无私地给它提供信息。

两个实验的结论是：猩猩懂得互助合作，但没有利他精神，无法理解人类的利他精神，因而无法接受人类的利他式帮助，于是吃不到香蕉，结果也就是不利己。

这个实验让我们明白：利他，长久地利己，才是人类的本质。

一天晚上，我在微信上接到了同学王霞的留言。她在日本留学，我们两

人关系不错，没事时就爱聊天。

王霞说，今天她在一个同学家看到一本儿童绘本，很有意思，看完之后，感慨万分。之后，她便将绘本拍成图片，给我传到了微信上。我认真地看着：

一只小熊抱着一筐橡子赶路，走累了，看到一把椅子，椅背上写着"您请"，于是它就在椅子上坐下来休息，谁知不知不觉竟睡着了。

之后，一只兔子走了过来，兔子很饿。看到橡子和"您请"，就吃了起来。吃完后想：呀，我把这橡子吃了，那下一个来的咋办？于是，它就采了很多葡萄放在筐里，之后就高兴地离开了。

后来，又来了一只小狗，小狗把葡萄吃了，吃完后采了蘑菇放在筐里……最后，一只小象采了栗子放在筐里。

小熊睡醒了，它感到很惊讶：咦？橡子怎么变成栗子了。然后，它高高兴兴地走了。

……

看到这些，我也不无感慨。是啊，日本人在儿童教育中种下的这种"为下一个人考虑"的概念很了不起。这是一种为他人着想的善意，而且为善的结果是善终究会回到自己身上，即使要过很久。

这让我想起了一个嫁到日本的朋友。朋友刚到日本时，对于厕所的墙面上常写的"为了下一位使用者，请保持干净"很不解。在这方面她依然保留着小农意识：乡里乡亲相熟的人，我可以为他做些什么，可是谁知道下一个用厕所的人是谁，我为何要为了他这样做？

后来，朋友想通了：在自己进厕所时，自己就是上一个人的下一个人，人家为你保持了干净，你用的时候就很舒适。所以，这种"为了下一个"终究会使其他人受益。

84．少一些固执，多一些沟通

沟通是情绪的转移，是信息的传递，是感觉的互动。在人际交往中，一定要少一些固执，多一些沟通。

朱珠毕业于管理学专业，有良好的知识背景，毕业后顺理成章地应聘到一个大工厂上班。朱珠很喜欢提意见，只要是不顺眼的事，无论是工作还是生活中，无论是对领导还是对同事，该管的不该管的，她都要插上一手。用她自己的话说，这叫"眼里揉不得沙子"。

厂里为了体现人性化管理，经常会搞一些合理化建议活动，职工可以提一些合理的建议和意见，朱珠便不时地向厂领导反映一些她觉得不妥的问题。时间久了，全厂上下都知道了朱珠的大名。慢慢地，朱珠意识到，大家好像都在疏远自己，车间领导也开始报复自己。

有一次朱珠不在，车间没有通知她参加职工座谈会，她更坚定了自己的判断，到领导处大闹，说："你们之所以不让我参加，就是担心我给你们提意见，让领导难堪。"

其实，事实并非如此。朱珠平时的建议不是无关痛痒，就是没有实际意义，厂里根本无法实施；而且，领导也并未因此故意刁难她，相反还是一如既往地对待她。直到今天，朱珠还在试图改造全厂，还在不停地提意见，还为了

担心遭人报复而惴惴不安、烦躁易怒，当然她也还干着普通工人的活。

像朱珠这样固执的人不是注定不能成功，而是很难成功。没有人喜欢和固执的人交朋友，为人处世，一旦陷入固执的漩涡，不但无法做出成绩，还会影响到自身的人际关系。

在现代社会活动中，人与人之间、人与物之间、人与自然之间都需要沟通。沟通是架起友谊桥梁，通向彼岸的重要方式。那么，如何才能做好人与人之间的沟通呢？

1. 选择对方喜欢的话题。谁都希望别人关心自己，对准对方选择话题，对方就会倍感兴趣。比如，同恋人初约黄昏后，就对方的工作、兴趣等展开话题，对方就会敞开心扉，打开话匣子，兴致勃勃地与你海聊神侃起来。再如，与同事交谈，不能过分地以"我"为中心。谈谈对方职称评定情况、孩子的升学情况、爱人下岗后就业情况等，对方一定会有一肚子话说不完。

2. 表现你的真诚。真诚总能打动别人的心，把自己的真心捧在手心，别人就会推心置腹地与你畅谈。比如，你与陌生人本就隔了一层生疏，你的真诚会让对方怦然心动，防备心理就会随之融化。再如，与异性交谈，双方存在性别差异，矜持和自重之心很难让人敞开心扉。但是，谁也拒绝不了真诚之心。

3. 使用一些具有吸引力的语言。有吸引力的话，都是根据具体情境临时组织的，但确有一些语言本身就更具有吸引力，比如，尊称、招呼语、欣赏赞美语、感谢语、惊叹语、征求语。当然，对象不同，又可以使用不同的词语，比如，恋爱的人，赞美和肯定的话语更具吸引力；对上司，尊重的话语更具吸引力；对同事，工作和福利的话更具吸引力。

85．少一些冷漠，多一些关心

从互惠的角度上来讲，关爱别人其实就是在关爱自己。因为在你关爱对方的同时，对方也会借助其他方式关爱你。如此，不仅会拉近彼此的距离，还会让你们成为亲密的朋友。

从人际的相对关系上来讲，关心别人就是关心自己。因为，只有你关心别人了，别人才会在你需要的时候关心你、帮助你，加倍地回报你。这种因为关心的互惠性产生的巨大影响，不仅体现在名人身上，普通百姓的日常生活中也随处可见。

格林维尔接收了父亲的食品店，这是一家古老的食品店，在当地很出名。格林维尔希望靠着自己的努力，可以将它发展壮大。

一次，格林维尔打算带着妻子去度假，晚上想早点关门，却突然发现店门外站着一个面黄肌瘦、衣衫褴褛、双眼深陷的年轻人，像是一个流浪汉。

格林维尔是个热心肠，他走出去，对那个年轻人说："小伙子，有什么需要帮忙的吗？"年轻人略带点腼腆地问道："这里是格林维尔食品店吗？"年轻人带着浓重的墨西哥口音。

格林维尔回答说："是的。"得到了肯定的回答，年轻人更加腼腆了，低着头，小声地说道："我是从墨西哥来找工作的，可是整整两个月了，仍然没

有找到一份合适的工作。我父亲年轻的时候也来过美国，他告诉我，他在你的店里买过东西。哦，就是这顶帽子。"

格林维尔向小伙子的头上看去，一顶十分破旧的帽子上，果然有一个被污渍弄得模模糊糊的"V"字形符号，这正是他店里的标记。

年轻人继续说："我现在没钱回家，也好久没有吃过一顿饱餐了。我想……"格林维尔知道，这个人是多年前一个顾客的儿子，他觉得应该帮助这个小伙子。于是，他把小伙子请进店内，让他好好地饱餐了一顿，并且还给了他一笔路费，让他回国。之后，格林维尔便将此事淡忘了。

十几年之后，格林维尔的食品店越来越兴旺，在美国开了多家分店，决定向海外扩展。可是，由于他在海外没有根基，想从头发展也很困难，格林维尔犹豫不决。这时，他突然收到一封从墨西哥寄来的信。

这封信来自于墨西哥一家大公司的总经理，他在信中邀请格林维尔到墨西哥发展，与他共创事业。格林维尔喜出望外，两人见面之后，他才知道，这个总经理居然是多年前他曾经帮过的那个流浪青年。有了他的帮助，格林维尔很快就在墨西哥建立了自己的连锁店，并迅速发展起来。

与人交往成功的第一步，就是你看待别人的方法及你的态度。无论是孩子还是成人，名人还是乞丐，都渴望得到别人的承认，被人接受。在现实的人际交往中，更应该抱着相互欣赏的眼光去看待别人身上的优点，这不仅能体现自己宽广的胸怀，更是对他人的信任和尊重。

戴尔·卡耐基曾说过："如果一个人真的关心别人，他在两个月内交到的朋友，比总想让别人关心他的人在两年内交到的朋友还要多。"因此，在人际交往中，就要多关心人、多体贴人、多爱护人，如此做起事来才会事半功倍。

生活中尽量帮助别人，就可以处处得到别人的帮助，事业成功的概率也就更大了。在现实的人际交往中，一个成功的人往往都有独特的关心他人的方法。

中国自古就有着"滴水之恩，涌泉相报"的感恩思想。助人为乐不仅仅是一种道义上的要求，更是一种理性的人脉投资方式。因此，在生活中，无论你是否有求于对方，都应该尽量满足对方的需求，对对方多一点关爱。只有这样，才能激发别人回报你更多的关心。

86. 少一些伤害，多一些爱护

相信，出生于 20 世纪七八十年代的人，定然都记得韦唯唱的那首《爱的奉献》，歌词的点睛之句就是："只要人人都献出一点爱，世界将变成美好的人间。"这首歌确实对当时的社会大环境造成了好的影响。

可是，如今很多人却觉着人情淡薄、世态炎凉。那么，你有没问过自己：你是否为世界付出过你的爱呢？你是否对他人付出过你的爱呢？你是给他人以微笑，还是阴沉着脸孔？所以，不要奇怪大家为什么变得冷漠，先问问自己有没有对别人付出过关爱。

小时候，老师教育我们要"助人为乐"，将帮助别人当成一种快乐的事情去做，但长大后，我们有多少次向身处困境中的人伸出过援助之手呢？你可能为大地震捐过钱，却不肯帮同事解决一下他遇到的问题；你或许发布微博问候过遇到海难的外国民众，却不肯问问下属是否工作劳累；你或许经常关注喜欢的歌星与球星的健康，却没有关怀过身边的亲友。

一句简单的问候可以温暖人心，一次举手之劳可以换得他人恒久的感恩，一次真诚的关爱，可以让最铁石心肠的人感动。世上并没绝对的冷漠，要想获得他人的关爱，首先就要打开自己的心扉，伸出自己的双手，主动关爱别人。

撒瑞尔是个生意人，40多岁时，他在事业上遭受了重大打击。那段日子，撒瑞尔的情绪特别低落，整天将自己封闭在屋子里，不愿意与人交往。

为了摆脱生活的阴影，撒瑞尔和妻子来到另一座城市，搬进了新居。一天晚上，撒瑞尔和妻子正在收拾房间、整理衣物，突然停电了，屋子里一片漆黑。撒瑞尔很后悔搬来的时候没有把蜡烛带上，无奈地坐在地板上抱怨起来。

这时，门外突然传来轻轻的、略微迟疑的敲门声，打破了房间里的寂静。撒瑞尔在这座城市里并没有熟人，而且他们也不愿意被人打扰。

撒瑞尔一边问，一边不情愿地站起来："谁啊？"他费力地摸到门口，不耐烦地开了门。一个小女孩站在门口，怯生生地问："先生，我是您的邻居。请问，您有蜡烛吗？"撒瑞尔冷漠地说了一句："没有。"然后，"砰"的一声把门关上了。

撒瑞尔对妻子抱怨道："我们刚搬来，就来借东西，这么下去怎么得了，真讨厌！"可是，他的牢骚声还没停住，就听到门口又传来了敲门声。撒瑞尔有点生气，快步走到门口打开门。依然是那位小女孩，只不过手里多了两根蜡烛。撒瑞尔一头雾水，小女孩则说："我奶奶说，楼下新来了邻居，可能没带蜡烛来，让我给你们送两根。"

撒瑞尔愣住了，好不容易才缓过神来，说："谢谢你和你奶奶，愿上帝保佑你们。"撒瑞尔猛然意识到，也许自己失败的根源就在于自己平时对他人的冷漠。

不管在任何时候，都不要盲目地埋怨现实生活的冷酷无情。生活中欺骗你的往往不是别人，而是你自己冰冷的心。

孤僻的人，一般都为人冷淡。他们不愿意与别人接触，对周围的人感到厌烦、鄙视或戒备；他们猜疑心强，容易精神过敏，办事喜欢独来独往，总被孤独、寂寞和空虚所困扰；他们缺少朋友之间的友情，交往需要得不到满

足，内心感到苦闷、压抑、沮丧，感受不到人世间的温暖，看不到生活的美好。

世界是一面镜子，你对他微笑，他也会对你微笑。人际交往也是一面镜子，你对他人付出关爱，他人也将回报你以关爱。

87．少一些诋毁，多一些尊重

人与人之间的交往，贵在互相尊重，切忌"以貌取人"。

萧伯纳是英国著名的戏剧家、诺贝尔文学奖获得者。有一次他前去苏联问，在莫斯科街头散步时，萧伯纳看到一个非常可爱的小女孩。

萧伯纳陪着这个小女孩玩了很久，分手时，他对小女孩说："回去告诉你妈妈，今天你跟伟大的萧伯纳一起玩了。"没想到，小女孩学着大人的口气说："回去告诉你妈妈，你今天和苏联女孩儿安妮娜一起玩了。"

萧伯纳感到很吃惊，同时也立刻意识到自己的傲慢，立刻向小女孩道歉。萧伯纳的这一行为到如今还被广为流传，使他获得了更多人的尊重。

尊重他人是人际交往的第一原则，也是一种美德。尊重能够唤醒别人的自信和奋斗的动力，尊重他人的人也会受到他人的尊重。

街上，一个纽约人看到一个衣衫褴褛的铅笔推销员，出于怜悯，塞给那人一元钱。但是，走过了几步，纽约人又返回来取了几支铅笔，并抱歉地解释说自己忘记拿笔了，然后意味深长地对那个推销员说："你跟我都是商人，你也有东西要卖。"

一年后，两人再次相遇。那个铅笔推销员已成为推销商，他充满感激地对那个纽约人说："谢谢您！您给了我自尊，是您告诉了我，我是一个商人。"

当然，尊重别人，不仅要在行为上帮助别人，还应该考虑对方的自尊心，尊重对方。

尊重他人可以让失望的人们看到光明，让自卑的人们找到自信，甚至可以改变一个人的一生。尊重他人的人，也容易被更多的人记住，得到更多人的帮助。

罗斯福竞选总统时，助手吉姆不辞劳苦地搭乘火车穿梭往来于西部各州，亲切地与当地人民寒暄、交谈，为罗斯福拉票。吉姆每到一地，都保持亲民的作风，与当地人一起聚会、共餐，并宣传罗斯福总统的政见，与群众进行最亲切的沟通。

返回东岸后，吉姆立即列出所有与会人士的姓名、住址，整理成一本多达数万人的名册，之后按照名单一一给他们写信。在信件一开始，吉姆都会亲切地直呼对方，比如"亲爱的比尔""亲爱的约瑟"……信尾还要写下自己的名字——吉姆。

靠着对别人的尊重，吉姆深受人们好评。选民们因为他而对罗斯福产生好感，将宝贵的一票投给了罗斯福。

在现在礼仪中，尊重是最基础的一项原则，也是最重要的。人们都有友爱和受人尊重的心理要求，都渴望平等地成为家庭和社会中真正的一员。任何不尊重他人的行为，例如，抬高自己和贬低别人，都不利于建立和谐的人际关系。

尊重别人是一种心态、一种习惯、一种修养，不要根据别人是否尊重你或尊重你几分来决定你对别人尊重多少，而首先要发自内心地去尊重别人。

88. 少一些歧视，多一些同情

培根说："在所有内在的道德和尊严中，同情是最高的美德。"孟德斯鸠也说："同情是善良启发的一种情感之反映。"所以，不能没有同情心。

同情心，可以让人变得可亲可敬，变得伟大崇高。诗人杜甫，正是因为写下了"安得广厦千万间，大庇天下寒士俱欢颜"的滚烫诗句，才能戴上人民诗人的桂冠；龚自珍，正是因为发出了"落红不是无情物，化作春泥更护花"的肺腑心声，才表现了悲天悯人的博大胸怀；鲁迅先生，则因"俯首甘为孺子牛"的拳拳之心，才让思想之深邃、道德之高尚得到彰显。

维尔斯特拉斯是一位富有同情心的柏林大学教授。桑雅来到柏林，却无法进入柏林大学，维尔斯特拉斯收留了桑雅，并让他跟着自己学习。

一开始，为了评测桑雅的能力，维尔斯特拉斯给他设置了一道出给班上高材生的题目。结果，桑雅不但清晰、快速地得出了正确答案，写的还是从前没有过的解法。

维尔斯特拉斯被桑雅的热切及聪颖所感动，将桑雅吸纳进了自己的班，同时还跟他一起分享自己未发表的论文、最新的科学发展消息。维尔斯特拉斯成了影响桑雅一辈子的老师。

具备同情和理解心的人，对他人的不幸遭遇会产生共鸣，能设身处地理

解他人此时的思想、感情和需求，并给予及时的关心、安慰、支持和帮助。要想看一个人道德、情操和待人接物的修养如何，只要看他会对别人的不幸做出怎样的反应就可以判断出来。

相互体谅，相互理解，换位思考，都是维持情谊的重要因素。面对他人的不幸和困难，为他焦急，为他解难，还是冷漠，甚至幸灾乐祸，足以显示一个人的精神境界。

可是，同情不是怜悯，任何人在遭受不幸时都需要同情，但不是任何人都需要怜悯。自尊心很强的人是很少向人诉说自己的困难与不幸的。因此，仅仅怜悯地表示，不仅无法为他人解除痛苦，还容易伤害到他人的自尊心，但是很少有人会对真诚同情的帮助予以拒绝。

89. 少一些虚假，多一些诚实

诚实，可以分为诚与信。

诚，诚实，就是忠诚老实，不讲假话。诚实的人，会忠于事物的本来面目，不会歪曲、篡改事实，同时也不会隐瞒自己的真实思想，光明磊落，言语真切，处事实在。他们不喜欢投机取巧、趋炎附势、吹拍奉迎，更不会见风使舵、争功诿过、弄虚作假、口是心非。

信，守信，就是信守诺言，说话算话，讲信誉，重信用，履行自己应承担的义务。

诚实是打开人们心灵的神奇钥匙，在人际交往中，只有真诚待人，才能与人建立和保持友好的关系；只有诚信，才能赢得别人的信任。

日本山一证券公司的创业者小池，年轻时就是靠着诚实获得了良好的人际关系。

小池 13 岁时就出外谋生，7 年后开了一个小池商店，同时在一家机器制造公司当推销员。有一段时间，他的推销工作做得非常顺利，仅用了半个月的时间，就同 33 位顾客顺利做成了生意。

后来，小池发现，自己销售的机器比其他公司的同类机器价格高一些，为了不让顾客当冤大头，小池花了 3 天时间逐一找到 33 位顾客要求解约，并

声明他所卖的机器贵了一些。33 位顾客都非常佩服小池的诚实，没有解约。后来，人们都来小池的店买东西或购买机器，不为别的，就因为对小池感到放心。就这样，小池凭借自己的诚实抓住了成功的机会。

白手起家的小池成功之后说："生意成功的第一要素是诚实，诚实就像树木的根，没有了根，树木也就别想有生命。"他嘱咐员工："你们应该记住，做生意最重要的是要有顾客着想，比玩弄花招有效多了。"

任何人之间的交往，最重要的就是要诚实守信，充满心计欺骗，是不会有人愿意与其交往的。因此，在生活中，就应该保持这种良好的品质。那么，应该如何做到诚实守信呢？

诚实是做人的基本品质，是人们相互信赖和友好交往的基石。每个人都喜欢同诚实正派的人打交道，与诚实正派的人交朋友。因为只有这样，才会有安全感，才不会心存疑虑。在人际交往中，尤其是与朋友相处时，就要以诚相持，多说实话，多办实事，做老实人。不能对人虚情假意，也能对朋友口是心非；小心眼，小聪明，早晚都会被朋友识破。

1. 言必信。在与他人交往的过程中，要想取得对方的信赖，就应言行一致，信守诺言。对他人的要求，能做到的就答应，做不到时说话就要有分寸，不可信口开河。凡是答应过的，不管多困难，不管要历尽多少艰辛，都要想方设法完成。若情况发生了变化，实在无法完成，也要根据实际情况，向对方作出必要的解释、说明，求得对方的谅解。守信还表现在，严格遵守与他人的约定，决不失约。经常失约，不仅会耽搁别人的时间、打乱别人的安排，还会损害自己的形象。

2. 行必果。为人做事要善始善终，不达目的不罢休。在与他人的交往中，要想取得信任，就要行必果。如此，不仅可以体现出自己的毅力，还能够表明出对对方的忠实。久而久之，自然会在人群中树立起良好的信誉，加深彼此的感情。

90. 少一些老成，多一些天真

生活中，很多人觉得人际关系很难处，渴望自己早一些成熟起来，可又无法分清成熟与世故的界限，只能让自己陷于世故的泥坑。

天锡在公司里是出了名的老好人，见人说人话，遇鬼搭鬼腔，平时总给人一种混得很开的假象。可是，一旦要进行重要决策，或者项目分组，大家都会有意无意地排斥他。为何？因为大家都对他有所提防。

一个人如果立场模糊、原则性不强，旁人自然就会敬而远之。要想在社会交往中减少失误，不断进取，立于不败之地，就要努力使自己老练成熟起来。

进行团队合作时，大家必须同心同德，谁都不愿意团队里有让人捉摸不透的存在。如果进行一些竞争性或者保密性极强的重要项目，更会对这类人有所提防。

现在，喜欢将圆滑与情商挂钩的人越来越多。其实，这更多的只是一种不知羞耻的粉饰，扯开情商那层明亮的遮羞布，圆滑就是一种自私的表现。

圆滑世故的人，会给人不可靠的感觉。就像《鹿鼎记》中的韦小宝，小小年纪就沾染了油滑、虚伪、好用权术、善于作弊的种种恶行。虽然嘴上说着兄弟情义，出卖起朋友来却从不脸红，做起坏事来也毫无顾忌。

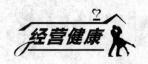

在人际交往过程中，要少一份老成，多一些天真。古人讲究外圆内方，意思就是做人要像古时的铜钱一样，外表圆润，但内心方正。通俗一点来说就是，凡事都应讲究与人为善，精通世故，更要有自己的立场与原则，心中自存尺度。

黄炎培就曾写信勉励儿子："和若春风，肃若秋霜；取象于钱，外圆内方。"其实，就是倡导一种世故而不圆滑的处世之道：外表圆润懂世故，内心方正不圆滑。前者可以让自己在熙熙攘攘的人群里进退有度，不因死板而显得毫无生趣，更不因棱角过于锋利而四处树敌；而后者则能够让自己在鱼龙混杂的社会中不摈弃初心，不曲意迎合，心存善念，恪守原则。

生活从来都不是非黑即白的二元论，懂世故与不圆滑两者不能混淆一谈，但却可以保持一种进退有度的微妙平衡。做一个世故而不圆滑的天真的人，也是一场伴随人生的漫长修行。

天真是生产乐趣的工厂，治疗忧伤的灵药，关键就在于拥有童趣的沃土。有生命力的东西都会受到天真的驱使，保持一颗单纯而快乐的天真之心，是自我心理的需要，更是调节心理的良剂。

有一句西方谚语说："人类最好的品质都在孩子身上。"在社会生活的纷纷扰扰中，在工作责任的重重压力下，拾起久违了的天真，心里会多一些敞亮。因此，想要拥有好人缘，天真是必不可少的条件之一。不要因为自己的年龄或工作而改变了你童真的念头，在劳碌的工作和生活中，不为自己留一份天真和希望，也就无法走好未来的路途。

91. 少一些严肃，多一些随和

随和，是一种素质，一种文化，一种心态；是淡泊名利时的超然，是曾经沧海后的井然，是狂风暴雨中的坦然。只要随和一点，就会经常检视自己的行为，自然就会进步。

小杨是一家公司的售货员，为人随和，不仅业绩好，人缘也好。在工作中，小杨不喜欢与人争执，和同事的关系处得比较好；在卖场中，她销售出去的不仅仅是商品，还赢得了顾客的信任，很多顾客都成了她的回头客和朋友。

有人说，随和就是顺从众议，不固执己见；有人说，随和就是不斤斤计较，为人和蔼；有人说，随和其实就是傻，就是老好人，就是没有原则。那么，究竟什么是随和？

随和一些，更能与别人和睦相处，得到他人的认可与帮助，为自己的成长腾飞插上"隐形的翅膀"。随和的人就是一种看淡了世间世事，能保持淡定从容的淡泊人生态度。

随和的人，一般都不会与别人斤斤计较、钻牛角尖。他们会从大局出发，不会为一些非原则的小事而大动干戈，破坏双方的关系，也不会由于谁背后说了自己的坏话而暴跳如雷，更不会为谁借了自己几块钱而忘记归还就心存不满。

愿意把事情做好的人，一般都不会将时间花费在无休止的争论上，因为那样不仅会影响彼此已建立的友情，还无法解决问题，更不能显示出你有多聪明和机警。如果想和别人融洽相处，就必须学会随和。

1. 换位看问题。要很好地理解别人，体验别人内心的真实情感。如果对方突然向自己发脾气，不要立刻以眼还眼、以牙还牙，作激烈的争辩。要先冷静下来，以平静的心境来分析对方向自己发火的真正原因，看看是不是自己做错了什么，还是对方心情不好。

2. 顾全别人的面子。在公共场合，每个人都害怕别人认为自己无能。在大家面前，直截了当地指出对方的缺点，而不顾及对方的性格特点和当时的环境，即使批评得有道理，对方也会对你有疏远感，甚至对你仇恨。所以，批评对方时，要照顾对方的心态，说话要婉转含蓄，要采用间接暗示的批评技巧，减少他人自我否定的恐惧，顺利地接受批评。

3. 勇于承认错误。人非圣贤，谁能无过？有错误和缺点不要紧，只要改正就好。自己犯了错，没必要设法掩盖或找出看似合适的理由，这种自欺欺人和不负责任的做法只会影响彼此感情的融洽。只有真诚地进行自我批评，别人才会真诚地接纳你。

92. 少一些平庸，多一些个性

许多成功人士开始的成绩，一般都依赖知识、技能、努力和拼搏，但到了一定阶段后，真正决定成就高低的是高贵的人品和沉稳的个性。

具有良好的个性魅力，是人际交往铸就成功的重要因素。数据显示，一个人成功的因素中，75%靠人际关系，25%靠天赋和能力。调查还显示，几乎所有的公司都要求应聘者具备人际交往能力，缺乏沟通能力的人通常都会被拒之门外；如果想给录用的人授予较高的职位，沟通能力更会被看重。很多公司甚至还会"个性化"提出要求。

人与人之间会通过一定的方式进行接触，在心理或行为上就会产生相互影响。在当前高度职业化的社会里，职业结合成了社会结合的主要方式，职业交往也就成了现代社会人际交往的主要方式。

当前在大学开设的课程中，哪一门最重要、最难掌握？我倒认为，有字之书都不难，难的是在"无字句处读书"，主要是如何让自己富于个性，这是最重要的，也是最难的。

世界是不完美的，全部达到以上要求可能是困难的，但永远不能放松对自己的要求，不能放弃做人的信条，更不能放松做人的目标，不能忽视了个性的自己。

1. 心怀阳光。阳光心态是一种积极、知足、感恩、达观的心智模式，能使人更可爱，并赢得他人的信任。研究发现，追逐兴趣并发掘自身潜力的人便拥有阳光心态，不但更快乐，而且更容易得到财富和名利。心怀阳光，可以使你产生乐观向上的力量，使你心怀喜悦、生气勃勃、沉着冷静。有个性的人，会具备一种无形的力量，会激发出自己的主动性、创造性和积极性。

2. 自制力强。世界上真正强大的人，是那些能自我控制情绪，保持心理平衡的人。情绪分为积极与消极。积极情绪可以提升工作热忱，消极情绪可能产生负面影响。个性十足的人，应有高度的自制能力，不管在任何时候，都要用理性的态度驾驭情绪，做情绪的主人。情绪取决于心态，而心态又可以通过平时的训练来培养。

3. 让自己更像成功者。思想是原因，行动是途径，成功是结果。如果想成就事业，就必须付之行动；如果想事业成功，就必须与他人合作。而合作能否取得成功，不仅取决于你的智慧、兴趣、个性和能力，还与你的形象有直接关系。如果在合作并取得成功之前，就先想象并装扮成成功者的样子，那么就更容易取得成功。国内外成功人士和领导者，大多数都是外表上看起来首先像个成功者。

93. 少一些粗俗，多一些礼貌

礼貌、礼仪是人们在频繁的交往中彼此表示尊重与友好的行为规范，而礼貌用语则是尊重他人的具体表现，是友好关系的敲门砖。

在日常生活中，尤其在社交场合中，礼貌用语十分重要。多说客气话，不仅可以表示对别人的尊重，还能表明自己有修养；多用礼貌用语，不仅有利于双方气氛的融洽，还有益于人际交往。

有一名大学生骑自行车不小心碰了一位老人，大学生大喊："你长眼睛了吗?"一句话把老人给骂懵了。她不敢相信，眼前这位穿着时髦的大学生，竟然这么粗鲁不讲道理。老人艰难地从地上爬起来，什么都没说就走了。

著名的经济学家张则行先生，一直在从事凯恩斯经济理论研究，一生著述颇丰，其学术成果享誉国内外。每每遇见朋友，他都会以将近90度的鞠躬问礼。

不礼貌的行为会直接影响个人素质。礼仪是一种坚韧的智慧，表达着对别人的尊重，不会激起对方的反感，还会给自身拓宽空间。

在人际交往中，对他人有很强的交往引力，人们自然就乐意与之交往；缺乏这种交往引力，人们就不愿与其交往。在他人心目中，有些人有着很高的威信，人们非常信任他、崇拜他；有些人威信很低，人们就会轻视他。

在公关活动中，谈同样的事情，有些人有能力促成谈判成功，有些人却时常使谈判陷入僵局或者谈判失败。

推销同一种商品，有些人容易引起人们的购买欲望，使产品很快就推销出去；有些人却激不起人们的购买欲望，推销失败。

这些截然相反的结果，是由很多因素造成的，但礼貌修养却起着至关重要的作用。

礼仪就像一张人际交往的明信片。尤其是社会交往，不仅可以帮助人们规范言谈举止，学会待人接物，还能塑造良好的形象，赢得社会尊重，更能架设友谊桥梁，通向成功之路。同时，礼仪又是一张人生的通行证，能帮助我们获得成功，创造属于自己的幸福与人生。那么，在修炼人际交往礼仪的时候，应该遵循哪些原则呢？

1. 宽容。交际活动中运用礼仪时，既要严于律己，更要宽以待人。

2. 敬人。在社会交往中，要怀有敬人之心，处处都不能失敬于人，不能伤害他人的尊严，更不能侮辱对方的人格。

3. 自律。学习、应用礼仪，最重要的就是要自我要求、自我约束、自我控制、自我对照、自我反省、自我检点。

4. 遵守。在交际应酬中，每位参与者都必须自觉、自愿地遵守礼仪，用礼仪去规范自己在交往活动中的言行举止。

5. 适度。应用礼仪时，要注意把握分寸，认真得体。

6. 真诚。运用礼仪时，要诚信无欺，言行一致，表里如一。

7. 从俗。国情、民族、文化背景不同，必须入乡随俗，与绝大多数人的习惯做法保持一致，千万不要目中无人、自以为是。

8. 平等。要尊重交往对象、以礼相待，一视同仁，给予同等程度的礼遇。

94. 少一些抱怨，多一些宽容

能够容忍别人的过失，以宽容为怀，是一个人非常优秀的品质。事实证明，很多成功者都是凭借对他人的宽容走上了成功之路的。

周可从来都不会说赞美他人的话，对于他人的优点，即使是在心里肯定，他也不会当面说出来，只会给人泼冷水。一次，周可与一位同事闲聊，说："今天我在大街上看见一个人，长得比你还难看。"

同事听了，有些生气，心想，哪有你这么说话的？也不怕得罪人？同事忍无可忍，正要发作，可又一想，都是同事，低头不见抬头见，要是闹翻了，以后见面多尴尬。想到这里，同事忍住了怒火，一场战争在没有开始之前就已经停火了。

后来，周可觉察到了自己的失语，有点不好意思。看到同事没有跟他吵，他深受触动。从那以后，周可改正了缺点，处处为同事着想，与同事建立了深厚的感情。

宽容能帮助人们减少仇恨、暴力和偏执，还能让我们以善良、尊重和理解来对待别人，使我们认识到所有人都值得受到热爱、公平和尊重的对待。

俗话说，忍一时风平浪静，退一步海阔天空；多大肚量多大官，宰相肚里能撑船；将军额头能跑马。宽容是人类的美德之一，是一种超然的心态，

是人际交往中高素质的表现。我们没有必要跟别人斤斤计较，没有必要跟别人争强斗胜……记住：给别人让开一条路，就是给自己留下一条后路。

每个人都渴望得到别人的理解，而在得到别人理解之前首先要学会理解他人，宽容他人，培养宽容豁达的情怀。在短暂的生命历程中，学会宽容，会让人生更快乐。

1. 不因小失大。不要责难别人的轻微过错，人不可能无过，不是原则问题，完全可以大事化小、小事化了。但在现实中，很多人责备他人的过失唯恐不全，抓住别人的缺点便当把柄，处理起来不讲方法，只图泄一时之愤。比如，工作中，有人经常不打扫卫生、不提开水，有人常在别人面前说那人坏话、牢骚满腹，久而久之，传入那人耳朵中，气氛就会越变越坏，不得安宁。

2. 不揭人隐私。《西游记》中，孙悟空总喜欢揭发猪八戒的隐私，常以这种行为当作耍子，这也是导致两人有些不睦的原因之一。其实，对于他人的秘密，一定要三缄其口。

3. 不念人旧恶。人际间的矛盾总会因时、因地而转移，事过境迁，总把思维放在过去的恩怨上并不是明智之举，因此不要对他人过去的坏处耿耿于怀。

4. 尊重他人。伟大的心理学家威廉·詹姆斯说过：人性至深的弱点，是渴望他人的尊重。所有的人几乎都希望被尊重，特别是对他人生活和工作中的习惯，更要充分尊重。每个人都有不同的特点，不可能都与你相同，尊重他人的习惯是最起码的要求。

宽容，对于改善人际关系和身心健康都是有益的，可以有效防止事态扩大而加剧矛盾，避免产生严重后果。但是，宽容别人，绝不是面对现实的无可奈何。